Shweta Lodha
Sandhya Kapoor Punia
Rahul Bhargava

Diagnóstico endodôntico, patologia e planeamento do tratamento

Shweta Lodha
Sandhya Kapoor Punia
Rahul Bhargava

Diagnóstico endodôntico, patologia e planeamento do tratamento

ScienciaScripts

Cover image: www.ingimage.com

This book is a translation from the original published under ISBN 978-620-7-48489-8.

Publisher:
Sciencia Scripts
is a trademark of
Dodo Books Indian Ocean Ltd. and OmniScriptum S.R.L publishing group

120 High Road, East Finchley, London, N2 9ED, United Kingdom
Str. Armeneasca 28/1, office 1, Chisinau MD-2012, Republic of Moldova, Europe
Printed at: see last page
ISBN: 978-620-8-18705-7

Índice

1. INTRODUÇÃO ... 2

2. REVISÃO DA LITERATURA QF ... 6

3. EXAME E DIAGNÓSTICO ... 23

4. DOR DE ORIGEM ODONTOGÉNICA E NÃO ODONTOGÉNICA ... 55

5. RADIOLOGIA ENDODÔNTICA ... 75

6. ETIOLOGIA E PATOGÉNESE DA DOENÇA PULPAR E PERIAPICAL ... 95

7. CLASSIFICAÇÃO DA DOENÇA PULPAR E PERIAPICAL ... 113

8. LESÕES CÍSTICAS E NÃO CÍSTICAS NO PERIÁPICE DOS DENTES ... 130

9. PLANEAMENTO DO TRATAMENTO E PROCESSO DE DECISÃO. 147

10. UTILIZAÇÃO DE ANTIBIÓTICOS EM ENDODONTIA ... 165

11. ANALGÉSICOS, ANESTÉSICOS, ANSIOLÍTICOS E GLUCOCORTICOSTERÓIDES UTILIZADOS EM ENDODONTIA ... 176

12. RESUMO ... 214

13. CONCLUSÃO ... 216

14. REFERÊNCIAS ... 218

1. INTRODUÇÃO

O diagnóstico em medicina dentária pode ser definido como o processo em que os dados obtidos através de interrogatórios, exames e testes são combinados pelo dentista para identificar o desvio do normal (Robenson 1963). Um diagnóstico correto é a base para uma terapia racional e é, portanto, o primeiro passo para um tratamento adequado. Millard (1963) observou que um diagnóstico exato e completo só pode ser o resultado de uma recolha minuciosa e sistemática de toda a informação disponível sobre um doente, e da organização lógica e estudo subsequente desta informação e da organização lógica e estudo subsequente da informação. Assim, embora nenhuma investigação isolada estabeleça um diagnóstico, a omissão de uma investigação relevante pode impossibilitar um diagnóstico correto.[1]

A sensibilidade da polpa é uma parte importante do diagnóstico quando se avalia a saúde da polpa. Os testes térmicos e eléctricos são os testes de sensibilidade da polpa mais comuns e avaliam o estado das fibras nervosas sensoriais (nociceptores) da polpa.[2]

A dor odontogénica, uma doença comum em todo o mundo e o tipo mais prevalente de dor orofacial, tem origem em estruturas dentárias pulpares ou periodontais. A dor oral de origem não odontogénica pode ter origem em estruturas intra-orais, como a mucosa bucal, os tecidos gengivais e o osso alveolar. A complexidade da região orofacial torna a gestão da dor odontogénica e não odontogénica de origem oral uma tarefa difícil para os clínicos.

Para um diagnóstico e tratamento eficazes, o médico deve ter um conhecimento profundo das várias queixas de dor relacionadas com a região orofacial e das diferentes opções disponíveis para o seu tratamento ótimo.[3]

A radiografia é uma parte integrante da endodontia. As radiografias são utilizadas para prevenção, diagnóstico, terapia e acompanhamento. As radiografias periapicais são o tipo de radiografia mais frequentemente utilizado no tratamento endodôntico. As radiografias de bitewing são frequentemente efectuadas para avaliar a capacidade de restauração antes de iniciar o tratamento ou para verificar a existência de fugas coronárias e cáries. As radiografias oclusais e cefalométricas laterais são utilizadas após traumatismos dentários e faciais para identificar fracturas radiculares ou alveolares, fornecendo vistas adicionais em comparação com as radiografias periapicais ou panorâmicas. A introdução da tomografia computorizada de feixe cónico (CBCT) permite uma avaliação tridimensional (3D) das estruturas orais. Atualmente, é amplamente utilizada para além das radiografias periapicais ou em vez de algumas técnicas de imagiologia tradicionais, como as radiografias oclusais.[4]

As fontes de irritação microbiana da polpa dentária são diversas e podem ter origem nas vias coronal (mais comum), lateral ou apical. A irritação microbiana da polpa dentária tem um efeito profundo neste tecido, muitas vezes dando origem a sintomas graves, mas frequentemente conduzindo à degeneração assintomática do tecido. Da mesma forma, a periodontite apical pode ser assintomática, pode estar associada a sintomas graves e pode estar associada a infecções disseminadas, ocasionalmente com risco de vida. As razões exactas para a variação dos sintomas entre casos com alterações patológicas aparentemente semelhantes e a falta de correlação entre os sintomas e o aspeto histológico da polpa dentária não são totalmente compreendidas. Embora muitos neuropeptídeos e outros mediadores inflamatórios, que estão associados à dor, se encontrem em grandes concentrações na pulpite dolorosa e na periodontite apical, não é claro por que razão aumentam em alguns casos. Frequentemente, a polpa torna-se necrótica sem uma associação notável com os sintomas. As doenças da polpa e dos tecidos periapicais resultam de uma inflamação dos respectivos tecidos, acabando por conduzir à degenerescência e necrose da polpa, à reabsorção óssea periapical, ao desenvolvimento de uma lesão periapical inflamatória, eventualmente com formação de quistos, e eventualmente a infecções graves e/ou osteomielite. Em algumas situações, pode ocorrer reabsorção radicular de vários tipos, quer diretamente relacionada com uma lesão traumática ou tratamento ortodôntico, quer insidiosamente por razões conhecidas ou desconhecidas. É geralmente aceite que a reabsorção radicular segue uma patogénese semelhante à da reabsorção óssea, após o rompimento do cemento que protege a superfície radicular ou do pré-dentinário internamente. Todas estas entidades patológicas são variantes de reacções inflamatórias e são mediadas por uma grande variedade de citocinas, quimiocinas, neuropeptídeos, proteases e outras moléculas associadas à inflamação. O desenvolvimento de alterações neoplásicas não é conhecido no interior da polpa, mesmo em resposta ao acometimento metastático dos ossos maxilares. Nesses casos, o osso periapical pode ser reabsorvido, mas a polpa geralmente mantém sua vitalidade. Esse fato é importante na diferenciação clínica da doença pulpar de outras doenças que podem mimetizar a patogenia endodôntica, mas que não se originam na polpa dentária. É interessante o fato de a polpa parecer ser imune ao desenvolvimento de neoplasias que, se presentes, teriam resultado em casos de necrose pulpar espontânea.[5]

A polpa dentária é um tecido conjuntivo estéril protegido por esmalte, dentina e cemento. Uma lesão significativa da câmara pulpar leva à inflamação e pode resultar em necrose pulpar se não for tratada. Os cenários possíveis que podem resultar em radiolucências periapicais são normalmente iniciados por trauma, cárie ou desgaste dentário. Os microrganismos podem colonizar o tecido pulpar depois de este perder o seu fornecimento de sangue devido a trauma, resultando em patose perirradicular. As exposições pulpares podem levar à necrose pulpar e à patose perirradicular. Os microrganismos e os seus produtos têm um papel fundamental na iniciação, progressão e estabelecimento das condições perirradiculares. Com a progressão da inflamação devido à exposição da polpa cariada e à invasão de microrganismos, o resultado mais provável seria a necrose pulpar. Uma vez estabelecida a infeção do canal radicular e ocorrendo a necrose pulpar, nem a defesa do hospedeiro nem a terapia antibiótica sistémica seriam eficazes na contenção da infeção devido à ausência de fornecimento de sangue local. É possível prevenir a sua propagação com sucesso através do tratamento endodôntico.[6]

A periodontite apical é a inflamação e destruição dos tecidos perirradiculares causada por agentes etiológicos de origem endodôntica. É geralmente uma sequela da infeção endodôntica. Inicialmente, a polpa dentária é infetada e necrosada por uma microflora oral autógena. O ambiente endodôntico proporciona um habitat seletivo para o estabelecimento de uma flora mista, predominantemente anaeróbia. Coletivamente, esta comunidade polimicrobiana adaptada ao habitat que reside no canal radicular tem várias propriedades biológicas e patogénicas, tais como antigenicidade, atividade mitogénica, quimiotaxia, histólise enzimática e ativação de células hospedeiras. Os invasores microbianos no canal radicular podem avançar, ou seus produtos podem ejetar, para o periápice. Em resposta, o hospedeiro monta uma série de defesas que consistem em várias classes de células, mensageiros intercelulares, anticorpos e moléculas efectoras. Os factores microbianos e as forças de defesa do hospedeiro encontram, chocam e destroem grande parte do tecido periapical, resultando na formação de várias categorias de lesões de periodontite apical. Apesar da formidável defesa, o corpo é incapaz de destruir os micróbios bem entrincheirados no santuário do canal radicular necrótico, que está para além do alcance das defesas do corpo. Por conseguinte, a periodontite apical não é auto-curativa. O tratamento da periodontite apical consiste na eliminação da infeção do canal radicular e na prevenção da reinfeção através de um selamento hidráulico do espaço do canal radicular.[7]

2. REVISÃO DA LITERATURA

Nagle D, Reader A, Beck M e Weaver J (2000)[8] efectuaram um estudo para determinar o efeito da penicilina na dor em dentes não tratados diagnosticados com pulpite irreversível. Participaram 40 pacientes de urgência, cada um com um diagnóstico clínico de pulpite irreversível. Os pacientes receberam aleatoriamente uma dose oral de 7 dias (28 cápsulas, 500 mg cada, a tomar de 6 em 6 horas) de penicilina ou um placebo de controlo, de forma duplamente cega. Não foi efectuado qualquer tratamento endodôntico. Cada paciente recebeu também ibuprofeno, acetaminofeno com codeína (30 mg) e um diário de 7 dias para registar a dor, a dor de percussão e o número e tipo de medicamentos para a dor tomados. A penicilina não deve ser prescrita para pulpite irreversível não tratada porque a penicilina é ineficaz para o alívio da dor.

Bender IB (2000)[9] discutiu as evidências clínicas anteriores que indicam que quando a dor é severa, ou quando está presente uma dor ligeira a moderada com uma história prévia de dor no dente dorido, com ou sem radiolucência periapical, o dente está na categoria IRPP. O tratamento dita a terapia endodôntica ou a extração. Por outro lado, quando a evidência clínica indica que a dor é ligeira ou moderada, sem história prévia de dor, com vitalidade pulpar normal e sem sinal de percussão positivo, a polpa está na categoria RPP. O tratamento consiste no capeamento pulpar indireto ou direto em dentes com ou sem radiolucência periapical. A taxa de sucesso favorece os dentes sem radiolucência periapical, 98%; nos dentes com radiolucência periapical a taxa de sucesso é menos favorável, 43%. Devem ser feitos esforços para manter a vitalidade da polpa. A terapia endodôntica pode sempre ser efectuada, se com o tempo a polpa desenvolver necrose.

Peters LB, Wesselink PR, Buijs JF e Van WinkelholT AJ (2001)[1 °] discutiram a capacidade de avaliar uma área de interesse em 3 dimensões pode beneficiar tanto os clínicos novatos como os experientes. A tomografia volumétrica de feixe cónico limitado de alta resolução (CBVT) foi concebida para aplicações dentárias. Ao contrário dos dados de imagens cortadas da tomografia computorizada (TC) convencional, a CBVT capta um volume cilíndrico de dados numa aquisição, oferecendo assim vantagens distintas em relação à TC médica convencional. Essas vantagens incluem maior precisão, maior resolução, redução do tempo de varrimento e redução da dose. As aplicações endodônticas específicas da CBVT estão a ser identificadas à medida que a tecnologia se torna mais prevalente. A CBVT tem um grande potencial para se tornar uma ferramenta valiosa na prática endodôntica moderna. Os objectivos deste artigo são fazer uma breve revisão da tecnologia de feixe cónico e das suas vantagens em relação à TC médica e à radiografia convencional, ilustrar as aplicações clínicas actuais e futuras da tecnologia de feixe cónico na prática endodôntica e discutir as considerações médico-legais relativas à aquisição e interpretação de dados tridimensionais.

Hauman CH, Chandler NP e Tong DC (2002)[11] discutem o significado anatómico e clínico do seio maxilar em relação à terapia endodôntica convencional e cirúrgica. A discussão inclui uma revisão sobre o desenvolvimento, a anatomia e a fisiologia do seio maxilar, a avaliação diagnóstica do seio e o diagnóstico diferencial da sinusite. As implicações endodônticas do seio maxilar incluem a extensão das infecções periapicais para o seio, a introdução de instrumentos e materiais endodônticos para além dos ápices dos dentes na proximidade do seio e os riscos e complicações associados à cirurgia endodôntica.

Tronstad L e Sunde PT (2003)[12] referem que a ciência da microbiologia oral se encontra num período de mudança da era da cultura bacteriana para uma era de métodos e técnicas de genética molecular. Já existe um conjunto significativo de novos conhecimentos no que respeita à flora oral na saúde e na doença. Inevitavelmente, estes novos conhecimentos conduziram a uma melhor compreensão de muitas doenças orais. Na endodontia, os conceitos prevalecentes ainda se baseiam, em grande medida, nos resultados dos estudos clássicos de cultivo. No entanto, alguns grupos começaram a utilizar métodos moleculares e, atualmente, está a desenvolver-se uma nova compreensão das infecções endodônticas. Assim, a infeção do canal radicular é claramente mais complexa do que o revelado apenas pelos métodos de cultura, e tanto os microrganismos anteriormente não identificados como os não cultiváveis foram detectados por métodos moleculares. Atualmente, uma estimativa razoável é que o canal radicular infetado contém, não menos de 10, mas sim entre 10 e 50 espécies bacterianas que coincidem bem com o número de espécies bacterianas normalmente encontradas numa amostra de placa dentária e em diferentes locais da cavidade oral. Uma outra descoberta interessante nos estudos que utilizam técnicas moleculares é que a microbiota do canal radicular infetado parece ser muito semelhante à flora da bolsa periodontal em pacientes com doença periodontal ativa. No que diz respeito à infeção de lesões periapicais em pacientes com periodontite apical assintomática, os métodos de microscopia eletrónica e moleculares confirmaram os nossos achados de cultivo de que esta é uma ocorrência comum. Foram demonstrados biofilmes maduros nas superfícies externas das pontas das raízes e sob a forma de grânulos de enxofre nos granulomas periapicais. Tal como na placa dentária, as espécies de *Actinomyces* parecem ter um papel especial como construtores de andaimes no desenvolvimento de grânulos de enxofre. Outras bactérias são então atraídas para o local e desenvolve-se um grânulo multibacteriano (biofilme). Para além disso, os estudos de hibridação *in situ* mostram uma variedade de bactérias e morfotipos bacterianos diferentes nas lesões periapicais. Com a hibridização DNA-DNA entre Hand 39 espécies bacterianas foram reconhecidas nas lesões, confirmando mais uma vez que, em pacientes com doença ativa, as microbiotas das infecções endodônticas e periodontais são muito semelhantes. Assim, os achados recentes demonstram e confirmam que a lesão endodôntica periapical não é tão hostil aos microorganismos como muitos pensavam. Como clínicos, temos de compreender e aceitar que uma infeção pode não se limitar à raiz do dente, mas incluir também a lesão periapical.

Grondahl HG e Huumonen S (2004)[13] discutiram que o diagnóstico, o planeamento do tratamento e a monitorização do tratamento em endodontia dependem, em grande medida, dos resultados dos exames radiográficos. A anatomia frequentemente complexa dos próprios dentes, bem como das estruturas circundantes, pode dificultar estas tarefas. As novas técnicas tomográficas prometem melhorias em todas estas áreas, em particular as técnicas que podem apresentar o objeto em todas as suas três dimensões e remover as estruturas anatómicas perturbadoras para permitir avaliar em pormenor cada raiz e as suas estruturas mais próximas. Também fornecem imagens, tiradas em diferentes pontos no tempo, que são semelhantes em geometria e contraste, tornando possível avaliar as diferenças que ocorrem na quarta dimensão - o tempo. As técnicas de processamento de imagem aplicadas a imagens digitais obtidas com radiografia periapical convencional podem ser úteis para melhorar o diagnóstico, desde que tenha sido utilizada uma geometria de irradiação óptima durante a aquisição da imagem. Quando se utilizam radiografias convencionais e meios convencionais para a sua avaliação, devem ser tiradas radiografias de mais do que uma direção para garantir a obtenção de, pelo menos, alguma informação tridimensional. Ao avaliar as imagens ao longo do tempo, estas devem ser comparadas lado a lado para proporcionar as melhores possibilidades de deteção subjectiva das alterações que ocorrem ao longo do tempo.

Pretty IA e Maupomé G (2004)[14] referem que os dentistas estão envolvidos no diagnóstico de doenças em todos os aspectos da sua prática clínica. Está disponível uma gama de testes, sistemas, guias e equipamento - que podem ser geralmente referidos como procedimentos de diagnóstico - para ajudar na tomada de decisões de diagnóstico. Nesta era de medicina dentária baseada em provas, e dada a procura crescente de precisão de diagnóstico e de cuidados de saúde devidamente direcionados, é importante avaliar o valor desses procedimentos de diagnóstico. Isto permite que os dentistas ponderem adequadamente a informação que estes procedimentos fornecem, comprem novo equipamento se este se revelar mais fiável do que o equipamento existente ou até mesmo descartem um procedimento habitualmente utilizado se este se revelar pouco fiável. Este artigo, o primeiro de uma série de 6 partes, define vários conceitos utilizados para expressar a utilidade dos procedimentos de diagnóstico, incluindo fiabilidade e validade, e descreve algumas das suas caraterísticas operacionais (medidas estatísticas de desempenho), em particular, especificidade e sensibilidade. Os artigos subsequentes desta série discutirão o valor dos procedimentos de diagnóstico utilizados na prática dentária diária e compararão os procedimentos mais inovadores de hoje com os métodos estabelecidos.

Kruse C, Spin-Neto R, Reibel J, Wenzel A e Kirkevang LL (2004)[15] discutiram o aumento da utilização da TC de feixe cónico (TCFC) para tarefas de diagnóstico endodôntico, incluindo o acompanhamento de SER. Em geral, são detectadas mais lesões periapicais em TCFC, também após SER, mas a investigação básica sobre a verdadeira natureza (inflamação/no inflamação) destas lesões radiográficas é ainda escassa. Um estudo *ex-vivo* humano recente utilizou a histopatologia para avaliar a inflamação periapical em lesões detectadas por CBCT. Os autores demonstraram uma concordância quase completa entre a TCFC e o diagnóstico histopatológico. No entanto, este estudo não incluiu dentes tratados com canais radiculares. Outros estudos tentaram diferenciar entre periodontite apical e cistos radiculares utilizando a TCFC com a histologia como padrão de referência, e constataram que não foi possível discriminar as duas entidades na TCFC.

Cotton TP, Geisler TM, Holden DT, Schwartz SA e Schindler WG (2007)[16] discutiram a capacidade de avaliar uma área de interesse em 3 dimensões pode beneficiar tanto os clínicos novatos como os experientes. A tomografia volumétrica de feixe cónico limitado de alta resolução (CBVT) foi concebida para aplicações dentárias. Ao contrário dos dados de imagem cortados da tomografia computorizada (TC) convencional, a CBVT capta um volume cilíndrico de dados numa única aquisição, oferecendo assim vantagens distintas em relação à TC médica convencional. Essas vantagens incluem maior precisão, maior resolução, redução do tempo de varrimento e redução da dose. As aplicações endodônticas específicas da CBVT estão a ser identificadas à medida que a tecnologia se torna mais prevalente. A CBVT tem um grande potencial para se tornar uma ferramenta valiosa na prática endodôntica moderna. Os objectivos deste artigo são fazer uma breve revisão da tecnologia de feixe cónico e das suas vantagens em relação à TC médica e à radiografia convencional, ilustrar as aplicações clínicas actuais e futuras da tecnologia de feixe cónico na prática endodôntica e discutir as considerações médico-legais relativas à aquisição e interpretação de dados tridimensionais.

Giardino L, Ambu E, Savoldi E, Rimondini R, Cassanelli C, Debbia EA et al. (2007)[17] realizaram um estudo para comparar a eficácia antimicrobiana do NaOCl a 5,25%, BioPure MTAD (Dentsply Tulsa Dental, Johnson City, TN) e Tetraclean (Ogna Laboratori Farmaceutici, Milano, Itália) contra o biofilme de Enterococcus faecalis gerado em filtros de membrana de nitrato de celulose. Após a incubação, os filtros de membrana foram transferidos para tubos contendo 5 ml da solução antimicrobiana selecionada ou NaCl 0,9% (controlo positivo) e incubados durante 5, 30 e 60 minutos a 20 graus C. Após cada período de tempo, os agentes de teste foram agitados em vórtex durante 60 segundos para ressuspender os microrganismos. Foram geradas diluições seriadas de dez vezes em fluido de transporte reduzido. Cada diluição foi colocada em placas de infusão de cérebro-coração. As placas foram então incubadas durante 48 horas numa atmosfera aeróbica a 37 graus C e foram calculadas as unidades formadoras de colónias por membrana. A análise estatística mostrou que apenas o NaOCl a 5,25% pode desagregar e remover o biofilme em todos os momentos; no entanto, o tratamento com Tetraclean causou um elevado grau de desagregação do biofilme em todos os intervalos de tempo considerados, em comparação com o MTAD (T5 $p < 0,05$, T30 $p < 0,01$ e T60 $p < 0,001$).

Linn J, Trantor I, Teo N, Thanigaivel R e Goss AN (2007)[18] realizaram um estudo para validar a hipótese de que os factores pré-operatórios podem prever o prognóstico a longo prazo de molares que requerem tratamento endodôntico e restaurador para futuras investigações de prognóstico. Foi pesquisada uma base de dados clínica para tratamentos endodônticos de molares com colocação de coroa e um mínimo de 4 anos de seguimento. Foram selecionadas aleatoriamente fichas de 42 pacientes com 50 tratamentos individuais. Foram registadas informações relativas ao alongamento da coroa; diagnóstico periodontal; perda de inserção; envolvimento da furca; mobilidade; e reabsorção interna, externa ou perirradicular. As radiografias do início do tratamento e do acompanhamento foram digitalizadas. Foi avaliada a presença de periodontite apical. A ferrugem disponível foi calculada a partir de radiografias bitewing utilizando software CAD (AutoCAD; Autodesk, Cupertino, CA). Os dados resultantes, a idade, o sexo e os tempos de restauração e de acompanhamento foram analisados quanto à correlação com a presença de radiolucência apical no acompanhamento e os seguintes quatro cenários de resultados possíveis: "Os únicos factores pré-operatórios significativos para o prognóstico de molares restaurados tratados endodonticamente estavam relacionados com o valor prognóstico periodontal e a perda de inserção. Conclui-se que pode ser difícil prever o prognóstico de molares que necessitam de tratamento endodôntico e restauração.

Van der Stelt PF (2008)[1] ' discutiu o papel da radiografia digital na medicina dentária durante mais de 25 anos, mas esta não substituiu completamente a radiografia convencional baseada em película. Isto pode dever-se aos custos envolvidos na substituição do equipamento radiográfico convencional por um sistema de imagem digital, ou porque a implementação de novas tecnologias na prática dentária requer um pouco de coragem. Quando o médico está plenamente consciente das novas possibilidades oferecidas pela radiografia digital, pode tomar uma decisão mais informada sobre a sua adoção. Este artigo oferece informações sobre a radiografia digital, não apenas como um substituto da radiografia convencional, mas também como um conceito que oferece benefícios além dos da radiografia convencional. O autor apresenta uma seleção das vantagens da radiografia digital que não são possíveis com a radiografia convencional baseada em película. A implementação da radiografia digital no consultório dentário requer formação adicional. No entanto, depois de os membros da equipa dentária terem passado por esta fase inicial, têm os benefícios de várias novas possibilidades de diagnóstico. Com um sistema digital, a informação das imagens radiográficas é recolhida mais facilmente e de uma forma mais objetiva, o que irá melhorar o desempenho do processo de diagnóstico.

Lin J e Chandler NP (2008)[2] ° discutiram que o teste da polpa eléctrica (EPT) está disponível há mais de um século e é utilizado em consultórios dentários em todo o mundo. Este artigo apresenta uma visão geral deste meio de diagnóstico. Inicialmente, foi utilizada a base de dados PubMed de 1953; a lista de referências para o teste da polpa apresentava 1071 artigos e para o EPT identificou 121 artigos. Foi realizada uma pesquisa avançada sobre estes artigos e utilizando nomes de autores selecionados. Também se procurou material potencialmente relevante em textos endodônticos contemporâneos, enquanto livros de texto mais antigos sobre endodontia, dentisteria operatória e dor revelaram informação histórica e investigação primária não encontrada eletronicamente. Um breve relato da inervação da polpa é seguido por uma visão histórica. As considerações clínicas discutidas incluem o isolamento do dente, o uso de luvas e a colocação de eléctrodos de teste. São considerados o tratamento ortodôntico, o uso de pacemaker e a medicação do doente. As aplicações de investigação também são discutidas. Embora a EPT seja valiosa, nenhuma técnica de teste pulpar isolada pode diagnosticar de forma fiável todas as condições pulpares. A recolha cuidadosa da história do doente relativamente ao dente problemático e a utilização prudente de radiografias adequadas também são úteis. As deficiências dos testes eléctricos, especialmente no caso de dentes imaturos e com concussão, devem ser compreendidas. O comportamento do doente e as respostas dadas pelos dentes de controlo também requerem uma análise cuidadosa.

De Vos W, Casselman J e Swennen GR (2009)[21] analisaram a literatura sobre a imagiologia por tomografia computorizada de feixe cónico (CBCT) da região oral e maxilofacial (OMF). Foi efectuada uma pesquisa na PUBMED (National Library of Medicine, NCBI; revista em 1 de dezembro de 2007) de 1998 a dezembro de 2007. Esta pesquisa revelou 375 artigos, que foram analisados em pormenor. 176 artigos eram clinicamente relevantes e foram analisados em pormenor. A TCFC é utilizada na cirurgia de OMF e na ortodontia para inúmeras aplicações clínicas, particularmente pelo seu baixo custo, fácil acessibilidade e baixa radiação em comparação com a tomografia computadorizada multi-slice. Os resultados desta revisão sistemática mostram que há uma falta de dados baseados em evidências sobre a dose de radiação para imagens de CBCT. A terminologia e as propriedades e definições técnicas do dispositivo não foram consistentes na literatura. Foi feita uma tentativa de fornecer um conjunto mínimo de parâmetros relacionados com os dispositivos de CBCT para scanners OMF dedicados, como orientação para estudos futuros.

Mohammadi Z e Abbott PV (2009)[22] discutiram que os antibióticos são um adjuvante valioso para o arsenal disponível aos profissionais de saúde para o tratamento de infecções bacterianas. Durante o tratamento endodôntico e na gestão de traumatismos dentários, os antibióticos podem ser aplicados por via sistémica (oral e/ou parentérica) ou local (ou seja, intra-dentária através de irrigantes e medicamentos). Devido ao risco potencial de efeitos adversos após a aplicação sistémica, e à ineficácia dos antibióticos sistémicos em dentes sem polpa necrótica e nos tecidos perirradiculares, a aplicação local de antibióticos pode ser um modo mais eficaz de administração em endodontia. O objetivo deste artigo foi rever a história, a fundamentação e as aplicações de irrigantes e medicamentos contendo antibióticos em endodontia e traumatologia dentária. A pesquisa foi efectuada de 1981 a 2008 e limitou-se a artigos em língua inglesa. As palavras-chave pesquisadas na Medline foram "Antibiotics AND endodontics", "Antibiotics AND root canal irrigation", "Antibiotics AND intra-canal medicament", "Antibiotics AND Dental trauma" e "Antibiotics AND root resorption". A secção de referências de cada artigo foi pesquisada manualmente para encontrar outras fontes de informação adequadas. Parece que as vias locais de administração de antibióticos são um modo mais eficaz do que as aplicações sistémicas. Vários antibióticos foram testados em numerosos estudos e cada um tem algumas vantagens. As tetraciclinas são um grupo de antibióticos bacteriostáticos com substantividade antibacteriana até 12 semanas. São normalmente utilizadas em conjunto com corticosteróides e estas combinações têm propriedades anti-inflamatórias, antibacterianas e anti-reabsortivas, que ajudam a reduzir a reação inflamatória periapical, incluindo a reabsorção mediada por células clásticas. As tetraciclinas também têm sido utilizadas como parte das soluções irrigantes, mas a Substantividade é apenas de 4 semanas. A clindamicina e uma combinação de três antibióticos (metronidazol, ciprofloxacina e minociclina) também têm sido relatadas como eficazes na redução do número de bactérias nos sistemas de canais radiculares dos dentes infectados.

Nixdorf DR, Moana-Filho EJ, Law AS, McGuire LA, Hodges JS John MT et al. (2010)[23] discutiram que pouco se sabe sobre a dor mal definida que persiste após procedimentos endodônticos, incluindo uma estimativa da magnitude do problema. Realizaram uma revisão sistemática de estudos prospectivos que relataram a frequência da dor nãoodontogénica em pacientes que tinham sido submetidos a procedimentos endodônticos. A dor não-odontogénica foi definida como dor dentoalveolar presente durante 6 meses ou mais após o tratamento endodôntico, sem evidência de patologia dentária. Os procedimentos endodônticos analisados foram o tratamento não cirúrgico do canal radicular, o retratamento e o tratamento cirúrgico do canal radicular. Os estudos foram pesquisados em quatro bases de dados por via eletrónica, complementadas por pesquisa manual. Uma estimativa sumária da frequência da dor dentária não odontogénica foi obtida através de uma meta-análise de efeitos aleatórios. A dor não odontogénica não é um resultado invulgar após o tratamento de canal e pode representar metade de todos os casos de dor dentária persistente. Estes resultados têm implicações no diagnóstico e tratamento de dentes dolorosos que foram previamente tratados com canal radicular, uma vez que não se espera que a terapia dirigida ao dente em questão resolva a dor não-odontogénica.

Zakrzewska JM e Coakham HB (2012)[24] referem que a recente revisão sistemática da Cochrane sobre intervenções cirúrgicas para a nevralgia do trigémeo não encontrou um único ensaio sobre o que se está a tornar a intervenção cirúrgica mais popular, nomeadamente a descompressão microvascular (DMV). Com o aumento do número de fármacos anticonvulsivos, é provável que durante muitos anos não seja oferecida aos doentes uma opção cirúrgica para o tratamento da nevralgia do trigémeo. Os estudos actuais repetem muito do que já existe na literatura, mas há uma apreciação crescente do valor da imagiologia pré-operatória e da necessidade de ser mais preciso no diagnóstico. A procura de prognosticadores para bons resultados continua a dominar a literatura. A descompressão microvascular em doentes corretamente diagnosticados é provavelmente a terapia mais eficaz. No entanto, são necessários estudos prospectivos de alta qualidade sobre a descompressão microvascular numa população que tenha sido bem fenotipada e que seja avaliada no pré e no pós-operatório através de perguntas psicometricamente testadas, administradas a intervalos regulares por observadores independentes, para fornecer provas claras da sua superioridade em relação às terapêuticas médicas.

Mota de Almeida FJ, Knutsson K e Flygare L (2014)[25] realizaram um estudo para avaliar em que medida a TC de feixe cónico (TCFC), utilizada de acordo com as actuais diretrizes da Comissão Europeia, num contexto clínico normal, tem impacto nas decisões terapêuticas numa população referenciada por problemas endodônticos. O estudo inclui dados de pacientes examinados consecutivamente, recolhidos de outubro de 2011 a dezembro de 2012. De 2 clínicas especializadas em endodontia diferentes, 57 pacientes foram encaminhados para um exame de TCFC utilizando critérios de acordo com as actuais diretrizes europeias. Os exames de CBCT foram realizados utilizando equipamento semelhante e padronizado entre as clínicas. Após um exame clínico completo, mas antes do exame de TCFC, o examinador elaborou um plano terapêutico preliminar que foi registado. Após o exame de CBCT, o mesmo examinador efectuou um novo plano terapêutico. Os planos terapêuticos, antes e depois do exame de TCFC, foram traçados para 53 pacientes e 81 dentes. Como quatro pacientes tinham protocolos incompletos, eles não foram incluídos na análise final. A TCFC tem um impacto significativo na eficácia da decisão terapêutica em endodontia quando utilizada de acordo com as actuais diretrizes da Comissão Europeia.

Nestor Cohenca e Hagay Shemesh (2015)[26] falaram sobre a tomografia computorizada de feixe cónico (CBCT), uma nova tecnologia que produz imagens digitais tridimensionais (3D) a um custo reduzido e com menos radiação para o doente do que as tomografias tradicionais. Também permite uma aquisição de imagens mais rápida e fácil. Ao fornecer uma representação 3D dos tecidos maxilofaciais de uma forma económica e eficiente em termos de dose, é possível obter uma melhor avaliação pré-operatória para diagnóstico e tratamento. Esta revisão abrangente apresenta as aplicações actuais da TCFC em endodontia.

Exemplos de casos específicos ilustram a diferença no planeamento do tratamento com a radiografia periapical tradicional e a tecnologia de TCFC.

Zahed Mohammadi, Saeed Asgary, Sousan Shalavi e Paul V Abbott (2016)[27] examinaram que uma das principais causas do insucesso do tratamento endodôntico é a incapacidade do médico para localizar todos os canais radiculares. Devido à anatomia complexa do sistema de canais radiculares, não é invulgar a não localização dos canais. Existem várias estratégias para diminuir a possibilidade de canais radiculares não localizados, começando com boas radiografias pré-operatórias. Para ultrapassar as limitações das radiografias convencionais, pode ser considerada a tomografia computorizada de feixe cónico (CBCT). Uma preparação correta da cavidade de acesso é de importância fundamental para a localização dos orifícios dos canais radiculares. Além disso, os ultra-sons são dispositivos muito importantes para encontrar canais perdidos. O aumento da ampliação e da iluminação aumenta a possibilidade de encontrar todos os canais radiculares durante o tratamento dos canais radiculares. O objetivo do presente trabalho foi rever todas as técnicas e dispositivos acima referidos.

Spyros Floratos e Maria-Elpida Miltiadous (2017)[28] discutiram que a localização de canais calcificados sempre foi um desafio no campo da endodontia. O seguinte relato de três casos descreve uma técnica para a identificação e negociação de canais obliterados através da utilização de tomografia computorizada de feixe cónico (CBCT) no intraoperatório. Os orifícios dos canais não puderam ser encontrados clinicamente nos três casos. Foram colocados pontos de guta-percha e compactados na posição onde se estimava que estivessem os orifícios dos canais. A TCFC intraoperatória foi realizada e a distância entre os pontos de guta-percha e os orifícios do canal foi calculada em todos os planos do espaço nos dois primeiros casos. No terceiro caso, apenas um orifício do canal pôde ser identificado devido à obliteração dos outros canais.

S Patel, J Brown, T Pimentel, R D Kelly, F Abella e C Durack (2019)[29] discussão sobre o uso da tomografia computadorizada de feixe cônico (CBCT) no diagnóstico e/ou gerenciamento de problemas endodônticos está aumentando e se reflete no aumento exponencial de publicações sobre este tópico nas últimas duas décadas. O objetivo deste artigo é: (i) Rever a literatura atual sobre as aplicações endodônticas da TCFC; (ii) Com base na evidência atual, fazer recomendações para a utilização da TCFC em Endodontia; (iii) Destacar as áreas em que é necessária mais investigação

Karamifar K, Tondari A e Saghiri MA (2020)[3] ° discutiram que os tratamentos endodônticos não cirúrgicos e cirúrgicos têm uma elevada taxa de sucesso no tratamento e na prevenção da periodontite apical quando realizados de acordo com princípios clínicos normalizados e aceites. No entanto, em alguns casos, as lesões periapicais endodônticas permanecem e, quando a periodontite apical persiste, deve ser considerado um tratamento adicional. Embora tenham sido propostas várias modalidades de tratamento para dentes tratados endodonticamente com periodontite apical persistente, há necessidade de métodos menos invasivos com resultados mais previsíveis. As vantagens e deficiências das abordagens existentes para o diagnóstico e tratamento de lesões perirradiculares endodônticas são discutidas nesta revisão.

Kasra Karamifar, Afsoon Tondari e Mohammad Ali Saghiri (2020)[31] discutiram os tratamentos endodônticos não cirúrgicos e cirúrgicos que têm uma elevada taxa de sucesso no tratamento e na prevenção da periodontite apical quando realizados de acordo com princípios clínicos normalizados e aceites. No entanto, as lesões periapicais endodônticas permanecem em alguns casos, e um tratamento adicional deve ser considerado quando a periodontite apical persiste. Embora tenham sido propostas várias modalidades de tratamento para dentes tratados endodonticamente com periodontite apical persistente, há necessidade de métodos menos invasivos com resultados mais previsíveis. As vantagens e deficiências das abordagens existentes para o diagnóstico e tratamento de lesões perirradiculares endodônticas são discutidas nesta revisão.

Setzer FC e Lee SM. (2021)[32] discutiram sobre a imagem radiográfica para diagnóstico, planeamento do tratamento, terapia e acompanhamento em endodontia. A radiografia dentária permite a identificação de alterações patológicas nos tecidos perirradiculares que não podem ser visualizadas por inspeção clínica. Para a execução precisa da terapia endodôntica, é necessária a verificação radiográfica regular dos passos individuais do tratamento. Como uma revisão para os clínicos, são apresentados os achados normais e patológicos relevantes para a Endodontia. São discutidas as principais técnicas de imagiologia radiográfica, tais como as técnicas de paralelização e bissecção, bem como as radiografias excêntricas horizontais e verticais. A utilização crescente e o impacto da tomografia computorizada de feixe cónico que fornece imagens de volume tridimensional são revistos.

Sanaa Bassam, Rima El-Ahmar, Sara Salloum e Sara Ayoub (2021)[33] realizaram um estudo sobre o tratamento endodôntico que corresponde a uma abordagem química e mecânica combinada, seguida de uma obturação hermética tridimensional, que elimina a doença pulpar e perirradicular e impulsiona a cicatrização e reparação do tecido perirradicular. Apesar dos avanços no campo da endodontia, a crise inter-agulhas continua a ser um verdadeiro pesadelo para todos os dentistas. Esta complicação começa algumas horas ou dias após os procedimentos de canal radicular e caracteriza-se pelo desenvolvimento de dor e/ou inchaço, exigindo uma consulta não programada para tratamento de emergência. Diferentes estudos demonstraram que as crises representam um fenómeno multifatorial que inclui factores mecânicos, químicos e microbianos. Além disso, foi encontrada uma correlação entre a inflamação e a idade, o género, o tipo de dente, a presença de dor pré-operatória, a condição do dente antes do tratamento, as técnicas de irrigação, o número de consultas, bem como a medicação intracanal. Além disso, a ingestão de alguns medicamentos provou ser eficaz no controlo desta dor pós-operatória. No entanto, ainda não foi estabelecido um procedimento claro para evitar a sua ocorrência. Nesta revisão, resumimos o conhecimento sobre a etiologia do flare-up e os seus factores relacionados. Isto pode ser eficaz para ajudar os dentistas a adaptar algumas estratégias para o evitar.

Sérgio André Quaresma9 Rui Pereira Da Costa e Igor Bassi Ferreira Petean (2022)[34] discutiram que o objetivo deste estudo foi descrever uma nova estratégia, que consiste na utilização da tomografia computadorizada de feixe cônico (TCFC) nas etapas de planejamento e intraoperatória do tratamento de canal radicular (TRD), associada ao uso de marcadores radiopacos de guta-percha, como ferramenta auxiliar na localização de canais radiculares severamente calcificados. Três casos envolvendo dentes anteriores e posteriores com severa calcificação do canal radicular foram submetidos a avaliações radiográficas periapicais iniciais e de TCFC para diagnóstico e planejamento dos passos operatórios. Numa primeira intervenção, quando a localização do orifício do canal não foi bem sucedida, foram inseridos marcadores radiopacos na posição sugerida para o orifício do canal, com o auxílio de magnificação e uso de aparelhos ultra-sônicos, para a realização de uma análise intra-operatória da TCFC que permitiu uma navegação dinâmica através da posição estática dos marcadores. A associação da TCFC intraoperatória com marcadores radiopacos permitiu a localização do orifício do canal e a posterior execução do TCAR. A utilização da TCFC em dois momentos distintos do TCR permitiu o diagnóstico das variações anatómicas tridimensionais do canal radicular. A adição, quando associada ao uso de marcadores radiopacos de guta-percha, atuou como ferramenta auxiliar na localização do orifício do canal de canais calcificados. Portanto, a estratégia apresentada proporciona ao clínico a precisão que os casos de calcificação requerem e dá uma importante contribuição para a previsibilidade do tratamento

Kuntal Sureshrao Wagh, Manjusha M Warhadpande e Darshan M Dakshindas (2022)[35] efectuaram um estudo sobre a possibilidade de ocorrer um surto endodôntico em dentes submetidos a tratamento do canal radicular. Os medicamentos intracanais são mais frequentemente utilizados entre as consultas para eliminar a flora microbiana no canal. No entanto, a extrusão de medicamentos na região periapical pode causar uma reação inflamatória que conduz à dor pós-operatória.

Ahter Çanal Çikman, Taha Emre Kose, Dilara Nil Günaçar, Erhan Çene e Banu Ancioglu. (2022)[36] avaliou a qualidade do tratamento técnico e o estado da patologia apical dos dentes tratados endodonticamente, bem como a prevalência da periodontite apical (PA), numa população turca, utilizando a tomografia computorizada de feixe cónico (CBCT). As imagens de CBCT obtidas entre janeiro de 2018 e abril de 2020 foram examinadas retrospetivamente. A qualidade dos tratamentos endodônticos e as lesões inflamatórias periapicais relacionadas foram classificadas de acordo com a escala de estado periapical e endodôntico (PESS). Os dados foram analisados estatisticamente usando regressão logística, crosstabs e testes de qui-quadrado. A PA foi detectada em 41% dos 429 dentes tratados endodonticamente. A prevalência de PA foi significativamente maior em dentes com tratamento inadequado do canal radicular em comparação com aqueles com tratamento adequado, 70,8% e 29,3%, respetivamente. O comprimento e a homogeneidade inadequados do canal e as complicações foram significativamente associados aos escores de prognóstico do estado periapical de maior risco.

Andreea Igna, Doina Mircioaga, Marins Boariu e Stefan-Ioan Stratul (2022)[37] discutiram que o diagnóstico exato da patologia pulpar em odontopediatria é essencial para o sucesso da terapia pulpar vital. O teste da polpa é frequentemente uma tarefa difícil devido a questões de compreensão e cooperação dos pacientes pediátricos, bem como às particularidades da fisiologia pulpar encontradas nos dentes decíduos e permanentes imaturos. Os testes de sensibilidade, embora ainda sejam amplamente utilizados pelos médicos dentistas, já não são recomendados pelos especialistas pediátricos, principalmente devido à sua natureza subjectiva. Os testes de vitalidade pulpar ganharam popularidade na última década, à luz de alguns resultados encorajadores de estudos clínicos. No entanto, a sua utilização ainda não é uma prática de rotina. Este artigo é uma revisão da literatura com o objetivo de orientar os médicos dentistas na seleção do método de teste pulpar adequado para os seus casos pediátricos. Fornece uma visão geral sobre uma multiplicidade de métodos de teste pulpar e uma atualização das recomendações para dentes decíduos e permanentes imaturos.

Zivilé Grabliauskiené, Roberta Zamaliauskiené, e Greta Lodiené (2021)[38] tentativa de desenvolver um teste de vitalidade pulpar tem tido uma história algo complicada, uma vez que o conceito de "vitalidade" tem sido o foco central de *interpretação, má interpretação e dogma empírico,* especialmente quando se utiliza estimulação eléctrica. Alguns investigadores tentaram correlações histológicas, enquanto outros se concentraram exclusivamente em correlações radiográficas para validar os métodos eléctricos de teste da polpa. Alguns dos primeiros trabalhos da literatura centraram-se corretamente no conceito de sensibilidade (um termo contemporâneo de uso comum) em vez de vitalidade. Este artigo centrar-se-á, propositadamente, em alguns dos primeiros processos de pensamento dos nossos antepassados, à medida que tentavam chegar a um método totalmente comprovado para avaliar o estado da polpa dentária, frequentemente comprometida.

3. EXAME E DIAGNÓSTICO

O diagnóstico em medicina dentária pode ser definido como o processo em que o dentista combina os dados obtidos através de interrogatórios, exames e testes para identificar o desvio do normal. Um diagnóstico correto é a base para uma terapia racional e é, portanto, o primeiro passo para um tratamento adequado.

3.1 HISTÓRIA E REGISTO

A anamnese é definida como os dados relativos a um indivíduo, à sua família e ao seu ambiente, incluindo a história clínica individual, que podem ser úteis para analisar e diagnosticar o seu caso ou para fins didácticos. Para evitar informações irrelevantes e prevenir erros de omissão nos testes clínicos, o médico deve estabelecer uma rotina de exames. A sequência do exame deve ser impressa na ficha do doente e deve servir de guia para
hábitos de diagnóstico corretos (Fig. 3.1).

São analisadas as questões relativas à queixa principal do doente, à história médica anterior e à história dentária anterior. Se forem necessárias mais informações, devem ser dirigidas perguntas adicionais ao doente e estas devem ser registadas cuidadosamente (Fig. 3.2).[39]

3.2 SINTOMAS

Os sintomas são as unidades de informação procuradas no diagnóstico clínico. São definidos como fenómenos ou sinais de um desvio do estado normal e são indicativos de doença.

Os sintomas podem ser classificados da seguinte forma:

• Sintomas subjectivos: Os sintomas sentidos e comunicados pelo doente ao médico.

• Sintomas objectivos: Os que são verificados pelo clínico através de vários testes.

A compreensão dos sintomas, tanto subjectivos como objectivos, é essencial para a identificação correta da doença e, consequentemente, para o diagnóstico do problema do doente.

3.2.1 ***SubjectiveSymptoms***

O formulário médico preenchido, relativo à história médica e dentária passada do doente, consiste em Sintomas subjectivos Inclui-se nesta categoria a razão pela qual o doente consultou o dentista ou a queixa principal. Geralmente, uma queixa principal está relacionada com dor, inchaço, falta de função ou estética.

Endodontics Health Questionnaire

Name ______________________________ __________

Address ______________________________ Home phone __________

Pin code ______________________________ Work phone __________

Age ____ Sex ________ Height ________ Weight ________

Occupation ______________________________

Please answer each question CIRCLE

1. Are you in good health? Yes No
2. Name & address of your physician ______________________________
3. Have you been a patient in a hospital during the past 2 years? Yes No
4. Have you been under the care of a physician during the past 2 years? Yes No
5. Have you taken any kind of medicine or drugs during the past year? Yes No
6. Are you taking any medication now? If so, name them ______________________________
7. Are you allergic to penicillin, local anesthetics, pain killers, or any drugs? If so, which drugs:

Circle any of the following which you have had:

Heart trouble	High blood pressure	Sinus trouble	Other
- Angina/coronary	Abnormal bleeding	Asthma	
- Heart murmur	Anemia	Tuberculosis	
- Congenital heart lesions	Jaundice	Stroke	
- Rheumatic fever	Hepatitis/AIDS	Epilepsy	
Diabetes	Arthritis	Psychiatric treatment	

8. Do you have a pacemaker? Yes No
9. Are you pregnant now? Yes No

Date __________ **Signature of Patient** __________

Fig 3.1 Ficha de história clínica, a preencher e assinar pelo doente.

RECORD

Dr.
Mr./Ms.
PARENT OR GUARDIAN ______________ PHONE: HOME ________
AGE AND SEX ________ OCCUPATION __________
REFERRED BY ____________ PHYSICIAN ________________

L	18	17	16	15	14	13	12	11	21	22	23	24	25	26	27	28	R
	48	47	46	45	44	43	42	41	31	32	33	34	35	36	37	38	

DATE	SERVICE RENDERED	CREDIT	BALANCE

DENTAL HISTORY:
Chief complaints (c.c): ________________
History of involved tooth: ________________

Subjective Symptoms:
PAIN
Present ☐ or Absent ☐; Sharp ☐ or Dull ☐; Localized ☐ or Diffuse ☐
Throbbing ☐, Intermittent ☐, or Continuous ☐;
Lasting seconds ☐, Minutes ☐, or Hours ☐;
Increased by Cold ☐, Heat ☐, Pressure ☐, Mastication ☐, Lying down ☐,
Sweet ☐, Sour ☐, or other ____________

Objective Symptoms:
Extraoral swelling ☐; Intraoral swelling ☐; Sinus tract ☐
Lymph nodes involved: Submaxillary ☐; Submental ☐; Other ☐
Tooth discolored ☐; Painful on percussion ☐; Mobile ☐
Tissue tender on palpation ☐
Electric test: Control tooth respond at no. ☐ Test tooth respond at no. ☐
Thermal test: Normal ☐; Abnormal response to cold or heat ☐; No response ☐
Radiograph: Periradicular radiolucency present ☐ or Absent ☐
Thickened periodontal ligament ☐; Internal resorption ☐
External resorption ☐; Calcification ☐; Crown or root fracture ☐;
Periodontal disease ☐; Caries ☐; Atypical anatomy ☐

Clinical Diagnosis:
Pulpitis: Acute reversible (hyperemia) ☐;
Acute irreversible, responsive to heat ☐ or to cold ☐; Chronic irreversible ☐
Degenerative changes: Calcification ☐; Resorption ☐; Necrosis ☐
Periradicular lesion: Abscess
Intentional extirpation ☐; Retreatment ☐
Prognosis of tooth: Favorable ☐; Questionable ☐; Unfavorable ☐
Medical history:
Remarks:

Fig 3.2 Ficha de registo clínico

I. *Dor*

A queixa mais comum que leva ao tratamento dentário é a dor. Um questionamento criterioso sobre a dor pode ajudar o técnico de diagnóstico a desenvolver rapidamente um diagnóstico provisório. Deve-se perguntar ao doente sobre o tipo de dor, a sua localização, a sua duração, o que a causa, o que a alivia e se foi ou não referida para outro local (Fig. 3.3).

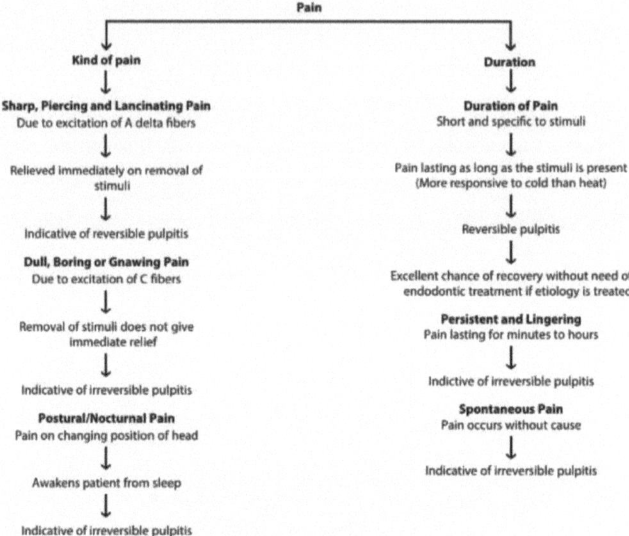

Fig 3.3 Tipos de dor endodôntica

II. ***Hipersensibilidade dentinária***

A hipersensibilidade dentinária é caracterizada por uma dor curta e aguda que surge na dentina exposta em resposta a estímulos tipicamente térmicos, evaporativos, tácteis, osmóticos ou químicos e que não pode ser atribuída a qualquer outra forma de defeito ou patologia dentária.[42]

3.2.2 *Sintomas objectivos*

Os sintomas objectivos são determinados por testes e observação realizados pelo médico.[40]

!.Exame

O exame clínico do paciente é efectuado para reproduzir os sintomas do paciente (definidos como quaisquer alterações corporais perceptíveis pelo paciente), se possível, e confirmar a presença de quaisquer sinais (definidos como quaisquer alterações corporais perceptíveis por um observador treinado) de doença. O processo de exame pode ser classificado em três elementos principais, nomeadamente, a observação geral da saúde e da aparência do doente, o exame extra-oral da cabeça e do pescoço e o exame dos tecidos intra-orais. O exame deve ser uma abordagem sistemática e exaustiva que garanta que todas as áreas são examinadas. Alguns doentes morreram devido a pulpite, mas muitos morreram devido a um diagnóstico tardio de uma doença maligna. Ocasionalmente, as lesões malignas podem apresentar-se como lesões endodônticas e um exame cuidadoso com uma abordagem metódica em cada passo assegurará, pelo menos, até certo ponto, que não ficamos aquém do nosso dever clínico para com o doente.

I. *(i) Exame extra-oral*

Cabeça, rosto e pescoço

O rosto e o pescoço são examinados visualmente de frente, procurando quaisquer nódulos evidentes, manchas na pele, sinais, assimetria facial ou sinais de paralisia facial. Ao examinar o pescoço, pede-se ao doente que incline ligeiramente a cabeça para trás para permitir a visualização clara de qualquer inchaço ou anomalia.

Olhos

Os olhos são inspeccionados para detetar quaisquer sinais de limitação do movimento ocular ou estrabismo, o que pode indicar uma fratura do zigoma. O enoftalmo, o exoftalmo, a hemorragia subconjuntival, a cor da esclerótica e os olhos secos podem indicar a presença de uma patologia subjacente.

Lábios

É efectuado um exame visual para verificar se as comissuras estão descaídas ou se os lábios não podem ser comprimidos. Quaisquer alterações na cor, textura, ulceração, manchas, nódulos ou lesões elevadas podem exigir investigações adicionais.

Gânglios linfáticos

Em condições normais de saúde, os gânglios linfáticos não são palpáveis e quaisquer gânglios palpáveis devem alertar o médico para alguma patologia subjacente. Os gânglios linfáticos do grupo do círculo externo consistem nos gânglios submentuais (situados atrás do queixo, subjacentes ao músculo milo-hióideo), submandibulares (entre a mandíbula e a glândula submandibular), bucais (situados no músculo bucinador, antes da inserção do músculo masseter), mastóides (no processo mastoide), parotídeos (região pré-auricular em frente do tragus da orelha) e occipitais (em torno da artéria occipital). Os gânglios linfáticos do grupo cervical são constituídos pelos gânglios cervicais superficiais (distribuídos à volta das veias jugulares externa e anterior), pela cadeia cervical profunda (distribuída ao longo da veia jugular interna), pelos gânglios jugulo-digástricos (entre o ângulo da mandíbula e o bordo anterior do esternocleidomastóideo músculo) e jugulo-omohióide (logo atrás da veia jugular interna, acima do ventre inferior do omohióide).

O exame dos gânglios linfáticos é efectuado por via extra-oral com palpação bimanual por trás do doente. Pede-se ao doente que exponha o pescoço, desapertando a roupa relevante. Pedir ao doente para inclinar a cabeça para a frente e depois tentar rolar o nódulo contra a face interna da mandíbula permite examinar o nódulo submental. Os nódulos submandibulares são examinados pedindo ao doente que incline a cabeça para o lado que está a ser examinado.

Regista-se o local, o tamanho, a textura (mole, dura como borracha), a sensibilidade, o número e se os gânglios são fixos ou móveis. Nota: uma infeção aguda resulta frequentemente em gânglios grandes, moles e dolorosos e móveis. A infeção crónica pode resultar em nódulos grandes, firmes, menos sensíveis e móveis à palpação.

O cancro metastático resultará em nódulos duros e pedregosos, que estão fixos aos tecidos subjacentes e são frequentemente indolores. Se se suspeitar de uma causa não dentária, pode justificar-se o encaminhamento urgente para um especialista para efetuar mais investigações.

Glândulas salivares

A glândula parótida está localizada principalmente distal ao ramo ascendente da mandíbula. A glândula é vista de frente e depois palpada para detetar qualquer aumento ou sensibilidade. A glândula submandibular é palpada bimanualmente utilizando os dedos indicador e médio de uma mão por via intra-oral e os mesmos dedos da outra mão por via extra-oral. A glândula é palpada acima e abaixo da milohióide e os ductos são verificados quanto à presença de cálculos.

Sistema articulatório e músculos da mastigação

A articulação temporomandibular é examinada quanto à amplitude de movimento, sensibilidade à palpação, sons articulares, bloqueio, sensibilidade muscular, evidência de bruxismo, dor de cabeça associada, dor no pescoço e quaisquer discrepâncias oclusais.[41]

I (H). Exame intra-oral

Revestimento da mucosa

São anotados o local, a forma e o tamanho das lesões detectadas. A lesão é palpada para determinar se a sua textura é mole ou dura, se os bordos são bem definidos ou difusos e se a lesão é fixa ou móvel. A cor da lesão é registada. As lesões podem ser descritas como úlceras, vesículas, erosões, bolhas, placas, pápulas, máculas ou pústulas.

Um seio de drenagem indica um trajeto de revestimento epitelial com extremidades cegas. Um seio deve ser rastreado com uma sonda ou um cone de guta-percha para revelar a sua origem.

Língua

O dorso da língua é inspeccionado tanto em repouso como na posição protruída. Os bordos laterais da língua são examinados utilizando uma gaze para segurar a ponta e movidos para um lado.

O pavimento da boca e a superfície ventral da língua são também cuidadosamente inspeccionados. Esta área, conhecida como "calha", é um local comum de apresentação do cancro oral. Pedir ao doente para elevar a ponta da língua até ao palato deve permitir a inspeção do pavimento da boca.

Palato duro e mole

A língua é deprimida com uma espátula de madeira e o palato duro é examinado e palpado.

A mobilidade do palato mole e da garganta é examinada pedindo ao doente que diga "ah".

Fluxo salivar

A qualidade, a viscosidade e a quantidade de saliva são registadas. A aderência do espelho à mucosa bucal pode indicar um fluxo salivar reduzido.

Periodonto

A cor e a textura da gengiva e qualquer sangramento são registados. As gengivas não saudáveis podem estar vermelhas, inchadas e ocasionalmente ulceradas. A hemorragia espontânea ou a hemorragia à sondagem podem também indicar uma doença subjacente. É efectuado um exame periodontal básico utilizando uma sonda de Williams.

A mobilidade do dente é avaliada utilizando duas pegas de instrumentos ou uma pega de instrumento e um dedo contra o dente correspondente.

A classificação de Miller é utilizada para avaliar a mobilidade.

A classe I indica uma mobilidade fisiológica normal.

A classe II indica um movimento transversal até 1 mm.

A classe III indica mais de 1 mm em qualquer direção transversal ou uma mobilidade não fisiológica na depressão ou rotação do dente.

Os defeitos de furca são classificados de acordo com a quantidade de destruição do tecido periodontal na área inter-radicular. O envolvimento da furca deve ser registado, afectando o prognóstico a longo prazo do dente e exigindo tratamento e manutenção adicionais com um periodontista.

Dentes

A ficha dentária é uma exigência médico-legal, que representa com exatidão o estado oral do paciente. Deve ser estabelecida uma rotina, começando no mesmo local e seguindo a mesma sequência. Pode ser utilizado o sistema de numeração FDI.

Os dentes ausentes são registados. Os dentes devem ser limpos, isolados e secos, a fim de detetar saliências, cáries e restaurações cavadas e fracturadas.

É essencial uma boa iluminação com ampliação utilizando lupas dentárias. A perda de superfície do dente (atrito, abrasão e erosão) é registada.

A suspeita de cúspides fracturadas ou síndrome do dente rachado é avaliada.

O exame oclusal é efectuado com especial referência à orientação posterior e anterior, à oclusão cêntrica, à relação cêntrica e às interferências do lado de trabalho e do lado de não trabalho.

O exame da prótese é efectuado e classificado em conformidade (classificação de Kennedy), sendo prestada especial atenção se o dente em questão for um dente pilar da prótese ou um dente estratégico que deva ser incorporado na conceção de uma nova prótese parcial removível.[55]

II. Percussão e palpação

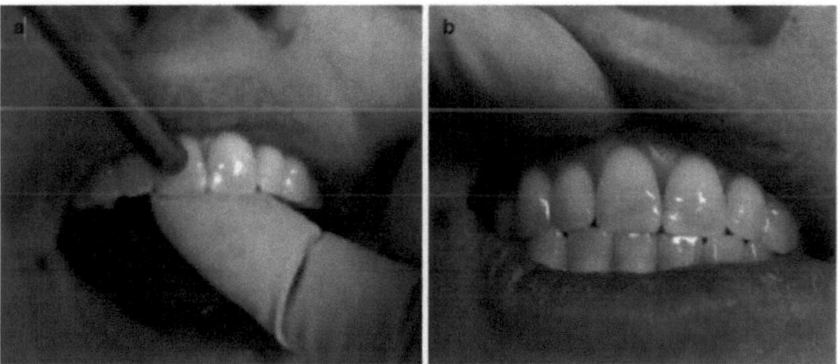

Fig 3.4 Fotografias clínicas demonstrando o exame de (a (percussão e (b (sensibilidade à palpação no dente 11

Percussão

Este teste é um bom indicador da inflamação do ligamento periodontal. Um teste positivo indica uma inflamação dos tecidos peri-radiculares.

No entanto, um teste de percussão negativo não exclui a presença de inflamação. Um teste de percussão positivo num dente que é vital aos testes de sensibilidade indica a possibilidade de uma inflamação grave e provavelmente irreversível na polpa.

Deve-se ter cuidado ao interpretar o resultado dos testes de percussão quando a causa pode ser uma periodontite traumática. Isto é particularmente difícil em casos de pulpite irreversível, que respondem positivamente ao teste de vitalidade.

A percussão é efectuada tanto na direção apicocoronal como na direção buço-lingual.

(Fig. 3.4)

Palpação

Este teste é utilizado para detetar inflamação no mucoperiósteo circundante do dente.[41]

III. Exame radiográfico e interpretação

Radiografias intra-orais

Radiografias digitais

Tomografia computorizada de feixe cónico

Imagem por ressonância magnética

Aplicações radiográficas em endodontia

De acordo com Walton e Gomez, as radiografias têm as seguintes aplicações:

- Ajuda no diagnóstico de alterações dos tecidos duros dos dentes e das estruturas periapicais.
- Determinar o número, a localização, a forma, o tamanho e a direção das raízes e dos canais radiculares.
- Avaliar a anatomia, o tamanho e as alterações da câmara pulpar.
- Detetar erros de procedimento, tais como perfurações, saliências, transporte e separação de instrumentos.
- Localizar as pontas das raízes antes da cirurgia
- Estimar e confirmar o comprimento dos canais
- Localizar canais pulpares difíceis de encontrar, ou revelar canais insuspeitos, examinando a posição de um instrumento dentro da raiz.
- Ajuda na localização de um espaço pulpar marcadamente calcificado e/ou recuado.
- Determinar a posição relativa das estruturas na dimensão lingual facial
- Confirmar a posição e a adaptação dos cones principais
- Ajuda na avaliação da obturação
- Facilitar o exame dos tecidos moles para detetar fragmentos de dentes e outros

corpos estranhos após lesões traumáticas

- Ajuda na localização de um ápice difícil de formar durante a cirurgia de extremidade radicular
- Confirmar, após a cirurgia da extremidade radicular e antes da sutura, que todos os fragmentos de dentes e o excesso de material de enchimento foram removidos da região apical e do retalho cirúrgico
- Avaliar, em filmes de acompanhamento, o resultado do tratamento[40]

IV. Teste de vitalidade da polpa

IV.i. Testes de sensibilidade neural

Ensaios térmicos

Existem vários tipos diferentes de testes térmicos a frio à disposição do clínico, que variam consoante o grau de frio aplicado.

Podem ser fabricados bastões de gelo simples no consultório dentário, congelando água em bainhas de agulhas de anestesia local não contaminadas ou desinfectadas. O picador de gelo pode ser retirado do congelador quando necessário, passado por água para se separar do invólucro e aplicado diretamente no dente utilizando gaze.[52]

O cloreto de etilo (ponto de ebulição -4° C) pode ser pulverizado sobre uma placa de algodão, formando cristais de gelo; é depois aplicado no dente. O diclorodifluorometano (DDM) (ponto de ebulição -50° C) é um spray refrigerante comprimido, que pode igualmente ser pulverizado sobre uma placa de algodão e aplicado no dente em estudo.[53]

Outro método eficaz de aplicação de frio é a utilização de neve de dióxido de carbono (CO_2) (ponto de ebulição-72° C), que é particularmente útil quando se tenta avaliar dentes com restaurações metálicas de cobertura total de ouro. O gás CO_2 é libertado de uma botija de gás para um mecanismo de êmbolo de plástico e comprimido para produzir um bastão de CO_2. Utilizando um aplicador especial, este pode então ser aplicado no dente em estudo. *(Fig. 3.5)*

O calor de fricção pode ser gerado pela utilização de uma taça de borracha destinada à profilaxia (sem pasta) contra a face vestibular de um dente.[54]

Um bastão de guta-percha pode ser aquecido com uma chama ou um aquecedor elétrico até ficar macio e brilhante. *(Fig. 3.5)* Este pode então ser aplicado no dente a ser examinado, que foi revestido com vaselina.[55]

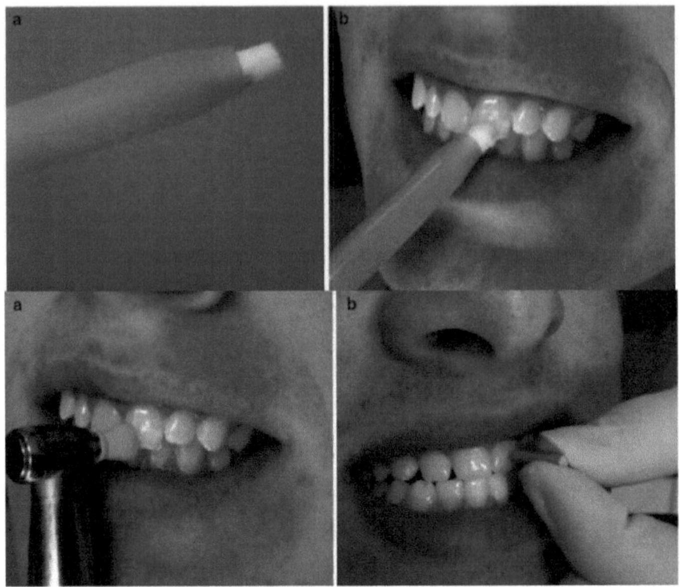

Fig 3.5 Fotografias clínicas que demonstram a aplicação de estímulos térmicos (calor) utilizando (a) uma peça de mão lenta e uma taça de borracha para criar calor por fricção e (b) um bastão de guta-percha aquecido colocado no dente em questão

<u>*Ensaios de polpa eléctrica*</u>

O teste de vitalidade é uma ferramenta importante no diagnóstico da doença pulpar e da periodontite apical. O clínico tem à sua disposição vários dispositivos ou procedimentos para determinar se a polpa é vital ou não. Os procedimentos de diagnóstico habitualmente utilizados incluem uma história detalhada da dor, testes térmicos (quente e frio), testes electrónicos da polpa, avaliação do dente quanto à presença de alodinia mecânica e deteção radiográfica de doença periapical.[39]

Se a polpa for considerada insalubre com base em testes de diagnóstico, então está indicado o tratamento endodôntico. O teste de vitalidade da polpa tem sido recomendado quando se avaliam dentes traumatizados durante um período prolongado para monitorizar a sua vitalidade após o incidente traumático. Os dentes traumatizados, que inicialmente podem não responder ao teste, podem fazê-lo após um período de semanas ou meses. É também importante avaliar a vitalidade da polpa antes de efetuar uma preparação dentária extensa, de modo a melhorar o prognóstico da restauração. O teste de vitalidade também pode ser indicado para a avaliação periódica da vitalidade pulpar contínua em dentes que tenham sido submetidos a procedimentos de preservação pulpar (como o capeamento pulpar indireto ou direto). O teste de vitalidade é um pré-requisito para o diagnóstico do dente agressor nestes casos, em que é necessário identificar claramente a origem da queixa e reproduzir os sintomas para confirmar o diagnóstico suspeito.[40]

Estudos clínicos demonstraram que não existe uma correlação direta entre os sinais e sintomas da polpa e o diagnóstico histológico. De um ponto de vista clínico, o clínico só pode indicar o estado provável da polpa. Por conseguinte, recomenda-se que qualquer diagnóstico pulpar efectuado se baseie em toda a informação prontamente disponível e não dependa de um teste em particular.[45]
Os testes de vitalidade actuais avaliam a integridade das fibras Aδ presentes no complexo pulpo-dentinário através da aplicação de estímulos térmicos ou eléctricos. Os testes indicam que as fibras nervosas estão a conduzir, mas não dão qualquer indicação quanto ao fluxo sanguíneo no interior do dente e se
se existe algum dano. Em geral, quando há uma diminuição da irrigação sanguínea no interior do dente, os efeitos anóxicos resultam em danos irreversíveis nas fibras Aδ e na perda de função. Assim, um dente não vital não responderá ao teste térmico ou elétrico da polpa. Uma resposta positiva indica normalmente um dente saudável. Uma resposta negativa pode indicar a possibilidade de o dente estar necrosado. Uma resposta prolongada ao estímulo térmico pode indicar uma polpa irreversivelmente danificada. Muitas vezes, os dentes multirradiculares podem dar origem a resultados falsos positivos ou falsos negativos, dependendo do estado diferente da polpa nos canais individuais. Os próprios testes também podem não ser fiáveis, dando resultados falso-positivos ou falso-negativos, dependendo da forma como o teste foi efectuado, da idade do paciente e da presença de um sistema de canais calcificado com volume pulpar diminuído e história de trauma. Uma vez que

as respostas a estes testes são de natureza subjectiva, a interpretação do paciente pode influenciar a determinação do clínico quanto ao facto de o resultado do teste ser normal ou não.[51] A aplicação de um estímulo frio provoca um movimento rápido do fluido dentinário, resultando em "forças hidrodinâmicas" que actuam nos mecanorreceptores do nervo Aδ dentro do canal pulpar.

A noção de que a aplicação prolongada de estímulos frios nos dentes resulta em danos irreversíveis à polpa é infundada. Os testes de frio devem ser aplicados até que o paciente responda definitivamente ao estímulo ou durante um máximo de 15s, consoante o que ocorrer primeiro. O diclorodifluorometano (DDM) e a neve de dióxido de carbono (CO2) são mais fiáveis do que o cloreto de etilo. O teste do frio é particularmente útil na avaliação de dentes com restaurações de cobertura total [42]

A aplicação de um estímulo quente para provocar uma resposta pulpar pode ser realizada utilizando vários métodos, incluindo guta-percha aquecida, água quente aplicada por uma seringa e aplicação direta de uma fonte de calor (sistema B). A desvantagem da utilização de guta-percha aquecida é que o aquecimento prolongado pode resultar em danos na polpa. A aplicação de calor não deve ser feita durante mais de 5s [43]

O teste elétrico da polpa (EPT) estimula as fibras nervosas Aδ intactas no interior do dente através de estimulação eléctrica. A leitura não é uma medida quantitativa que indique se a polpa está saudável ou em que grau está inflamada. A técnica é sensível e muitas variáveis afectarão

a resposta dada. O dente a avaliar deve estar suficientemente seco e deve ser utilizado um meio de contacto. A posição do elétrodo no dente influencia a resposta, devendo ser colocado próximo dos cornos pulpares do dente, onde a densidade nervosa é maior. Nos dentes anteriores, isto significa que a colocação do elétrodo no bordo incisal produz a menor quantidade de corrente eléctrica. Um estudo recente revelou que o local ideal para a colocação do elétrodo do aparelho de teste em molares é a ponta da cúspide mesiovestibular.[54]

Tem havido controvérsia no passado quanto à utilização de aparelhos de teste de polpa eléctrica em doentes com pacemakers cardíacos. Um estudo in vivo simulou a utilização de EPT em 27 pacientes com pacemakers cardíacos ou cardioversores desfibrilhadores implantados. O relatório concluiu que os EPT não produziram quaisquer efeitos de interferência.[55]

False-positive responses
Anxious patients
Pulp liquefaction necrosis (multi-rooted teeth)
Contact with metal restorations
Contact with gingivae or periodontium
Vital tissue still present in a partially necrotic canal
Vital tissue present in a multi-rooted tooth
False-negative responses
Incomplete root development
Recently traumatised teeth
Calcific metamorphosis (sclerosed canals)
Recent orthodontic treatment
Patients with psychotic disorders

Quadro 3.1 Causas de respostas falso-positivas e falso-negativas ao teste da polpa

Está bem documentada na literatura a possibilidade de leituras falso-positivas (indicando um dente não vital respondendo positivamente) e falso-negativas (dentes vitais respondendo negativamente) obtidas a partir de testes comuns de diagnóstico da vitalidade pulpar (Tabela 3.1). O clínico deve estar ciente dessas variáveis de confusão, que podem influenciar o resultado dos testes e levá-las em consideração ao avaliar o provável estado pulpar de um determinado dente.[46]

As lesões traumáticas dos dentes apresentam problemas no que respeita à vitalidade. Os dentes que perdem temporária ou permanentemente a sua função sensorial não respondem à EPT e são descritos como "concussados". Estes dentes, no entanto, podem ter uma vasculatura intacta e recomenda-se que as polpas dos dentes traumatizados sejam consideradas vitais até prova em contrário. O EPT é muitas vezes pouco fiável no teste de dentes permanentes imaturos, uma vez que o desenvolvimento completo do plexo de Raschkow não ocorre até 5 anos após a erupção do dente. O teste térmico a frio é mais fiável para este tipo de dentes.[47]

Os testes fisiométricos têm sido referidos na literatura como um meio de ultrapassar alguns dos problemas inerentes de fiabilidade associados aos testes térmicos e eléctricos da polpa. Estes testes destinam-se a medir ou quantificar a presença de um fornecimento de sangue saudável, por oposição a uma resposta neurogénica. Foi demonstrada com algum sucesso uma técnica modificada que envolve a oximetria de pulso como técnica não invasiva utilizada para medir os níveis de saturação de oxigénio no interior do dente. A fluxometria por laser Doppler foi utilizada para avaliar a vitalidade do dente com base num fluxo sanguíneo intacto. Uma sonda de fibra ótica modificada é fixada à superfície do dente, permitindo a emissão de uma luz laser diretamente para a polpa. A luz emitida é absorvida pelos glóbulos vermelhos no sistema circulatório pulpar intacto, resultando num desvio Doppler. Em virtude do princípio de Doppler, a luz absorvida por objectos estacionários não sofre um desvio de frequência (ou seja, quando o dente não é vital, o fluxo sanguíneo está interrompido e ausente). Esta técnica demonstrou ser muito mais fiável e sensível na determinação do estado da polpa do dente.[48]

Dois aparelhos de despolpa eléctrica (EPT) operados a pilhas muito utilizados são o aparelho de despolpa Analytic Technology e o Vitality Scanner (Analytic Sybron Dental Specialities, Orange, CA, EUA). Estes aparelhos de despolpa monopolares envolvem apenas um elétrodo, que é aplicado no dente.

O doente completa o circuito elétrico segurando a pega metálica do EPT, ou um clipe labial, que é aplicado no lábio inferior do doente.

Funcionam produzindo um estímulo elétrico pulsante. A intensidade começa automaticamente a partir de um valor muito baixo para evitar uma estimulação excessiva desnecessária e o desconforto. A intensidade do estímulo elétrico aumenta progressivamente a um ritmo pré-determinado selecionado pelo médico. É anotada a leitura no visor digital quando o doente reconhece uma sensação de calor ou formigueiro. O médico deve considerar uma resposta ou ausência de resposta como sendo o achado importante, e não a leitura digital no aparelho de teste.[46]

A utilização de um aparelho elétrico para testar a polpa pode ser assustadora para os pacientes (especialmente os jovens) e é por vezes dolorosa. Não é recomendada a sua utilização em dentes coroados ou em doentes que usem bandas ortodônticas, uma vez que uma resposta falsa-positiva pode ser causada pela condução da corrente aos tecidos gengivais ou periodontais e aos dentes adjacentes através do contacto com restaurações metálicas ou aparelhos ortodônticos. Os dentes coroados podem ser testados utilizando uma pequena ponta de elétrodo na estrutura da raiz e com o dente isolado com tiras de plástico interproximalmente.

Os testes requerem o isolamento dos dentes e meios condutores. O isolamento do dente utilizando um dique de borracha durante o EPT é essencial para evitar a condutibilidade gengival *3.6)*

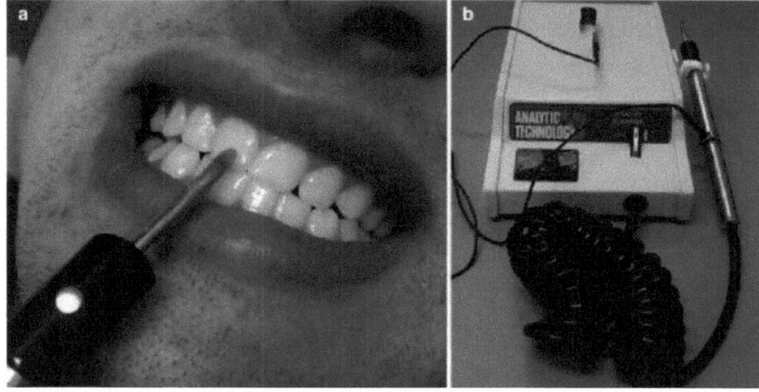

Fig 3.6 Fotografias clínicas demonstrando (a) a aplicação do teste da polpa eléctrica (EPT) utilizando o aparelho de teste da polpa Analytical Technology, (b) é fornecido um clipe que o doente pode segurar ou, em alternativa, colocar na parte interna do lábio para completar o circuito

A corrente eléctrica também pode ser transferida entre dentes adjacentes através do contacto com restaurações metálicas. Nestes casos, a secagem do esmalte e a colocação de uma tira de plástico interproximalmente e a utilização de um dique de borracha podem evitar que os impulsos eléctricos se propaguem através da superfície do dente e para os dentes adjacentes. Deve ser utilizado um meio condutor para garantir que a corrente máxima passe do elétrodo para a superfície do dente.[47]

TESTES ESPECIAIS

Teste da mordedura

Os testes de mordedura e os testes de percussão são indicados quando um doente apresenta dor ao morder. Por vezes, o doente pode não saber qual o dente que é sensível à pressão ao morder, e os testes de percussão e de mordida podem ajudar a localizar o dente envolvido. O dente pode ser sensível à mordida quando a patose pulpar se estendeu para o espaço do ligamento periodontal, criando uma periodontite apical sintomática, ou a sensibilidade pode estar presente secundária a uma fissura no dente. O clínico pode frequentemente diferenciar entre periodontite perirradicular e um dente fissurado ou uma cúspide fracturada. Se a periodontite perirradicular estiver presente, o dente responderá com dor aos testes de percussão e mordida, independentemente de onde a pressão é aplicada na parte coronal do dente. Um dente fissurado ou uma cúspide fracturada normalmente só provoca dor quando o teste de mordida ou percussão é aplicado numa determinada direção a uma cúspide ou secção do dente.

Para que o teste de mordida seja significativo, deve ser utilizado um dispositivo que permita ao clínico aplicar pressão em cúspides individuais ou áreas do dente. Tem sido utilizada uma variedade de dispositivos para testes de mordida, incluindo aplicadores de pontas de algodão, palitos de dentes, paus de laranjeira e rodas de polimento de borracha. Existem vários dispositivos especificamente concebidos para efetuar o teste. *(Fig. 3.7)*

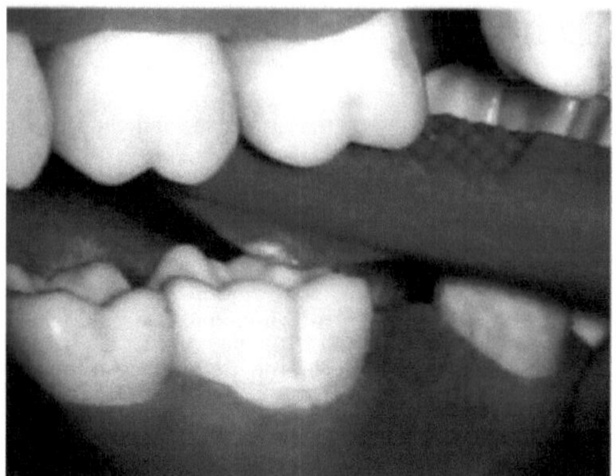

FIG.3.7 Para determinar qual o dente, ou parte do dente, que é sensível à mastigação, é muitas vezes útil pedir ao doente que morda um bastão de mordida especialmente concebido para o efeito.

Cavidade de ensaio

O método da cavidade de teste para avaliar a resposta pulpar não é utilizado por rotina, uma vez que, por definição, é um teste invasivo irreversível. Este método é utilizado apenas quando todos os outros métodos de teste são considerados impossíveis ou os resultados dos outros testes são inconclusivos. Um

Um exemplo de uma situação em que este método pode ser usado é quando o dente suspeito de ter doença pulpar tem uma coroa de cobertura total. Se não estiver disponível nenhuma estrutura dentária sólida para utilizar uma técnica de ponte com o aparelho elétrico de teste da polpa, e os resultados do teste a frio forem inconclusivos, é feita uma pequena preparação de cavidade de classe I através da superfície oclusal da coroa. Isto é efectuado com uma broca redonda de alta velocidade #1 ou #2 com ar e água de refrigeração adequados. O paciente não é anestesiado enquanto este procedimento é efectuado e é-lhe pedido que responda se sentir alguma sensação dolorosa durante o procedimento de perfuração. Se o doente sentir dor quando a broca entrar em contacto com a dentina sã, o procedimento é terminado e a preparação da cavidade de classe I é restaurada. Esta sensação significa apenas que existe algum tecido nervoso viável remanescente na polpa, não que a polpa esteja totalmente saudável.fFzg *3.8)* Se o paciente não sentir qualquer sensação quando a broca atinge a dentina, esta é uma boa indicação de que a polpa está necrótica e a terapia do canal radicular está indicada. O paciente deve receber uma explicação completa e tranquilizar-se sobre o procedimento antes de tentar efetuar a cavidade de teste.

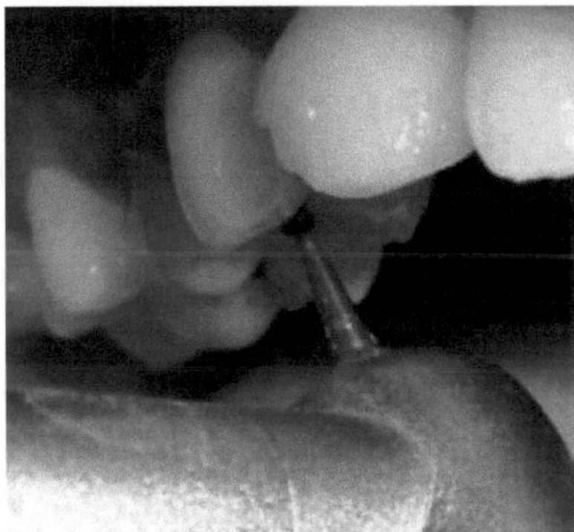

Fig 3.8 Cavidade de teste: ao perfurar a junção dentino-esmalte de um dente não anestesiado, uma sensação dolorosa indica alguma vitalidade presente na polpa.

Coloração e transiluminação

Para determinar a presença de uma fissura na superfície de um dente, a aplicação de um corante na área é muitas vezes de grande ajuda. Pode ser necessário remover a restauração do dente para melhor visualizar uma fissura ou fratura.

O corante azul de metileno, quando pintado na superfície do dente com um aplicador de ponta de algodão, penetrará nas áreas fissuradas. O excesso de corante pode ser removido com uma aplicação húmida de álcool isopropílico a 70%. O corante restante indicará a possível localização da fissura. A transiluminação utilizando uma sonda de luz de fibra ótica brilhante na superfície do dente pode ser muito útil (Fig.3.7). Dirigir uma luz de alta intensidade diretamente para a superfície exterior do dente na junção cemento-esmalte (CEJ) pode revelar a extensão da fratura. Os dentes com fracturas bloqueiam a luz transiluminada. A parte do dente que está próxima da fonte de luz absorverá esta luz e brilhará, enquanto que a área para além desta fratura não terá a luz transmitida e mostrará escuridão em comparação (Fig. 3.9).

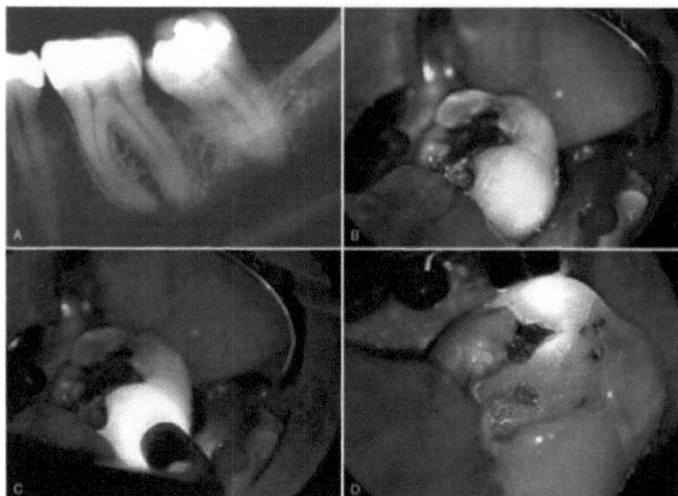

FIG.3.9 Por vezes, não existe uma indicação clara do motivo pelo qual um dente é sintomático. Esta radiografia mostra um segundo molar inferior com uma restauração moderadamente profunda (A); a polpa não é vital. Sem qualquer transiluminação, uma fratura não pode ser detectada (B). No entanto, ao colocar uma fonte de luz de alta intensidade na superfície do dente, pode ser observada uma fratura radicular na superfície vestibular (C) e na superfície distal-lingual (D).

Anestesia selectiva

Quando os sintomas não são localizados ou referidos, o diagnóstico pode ser difícil. Por vezes, o doente pode nem sequer ser capaz de especificar se os sintomas são provenientes da arcada maxilar ou mandibular. Nestes casos, quando o teste da polpa é inconclusivo, a anestesia selectiva pode ser útil.

Se o doente não conseguir determinar de que arcada vem a dor, o médico deve começar por anestesiar seletivamente a arcada maxilar. Isto deve ser conseguido através de uma injeção no ligamento periodontal (Intraligamentar). A injeção é administrada no dente mais posterior do quadrante da arcada que pode ser suspeito, começando pelo sulco distal.

A anestesia é subsequentemente administrada na direção anterior, um dente de cada vez, até que a dor seja eliminada. Se a dor não for eliminada após um período de tempo apropriado, então o clínico deve repetir esta técnica nos dentes mandibulares abaixo. Deve ser entendido que as injecções no ligamento periodontal podem anestesiar um dente adjacente e, por isso, são mais úteis para identificar a arcada do que o dente específico. *(FigElO)"*

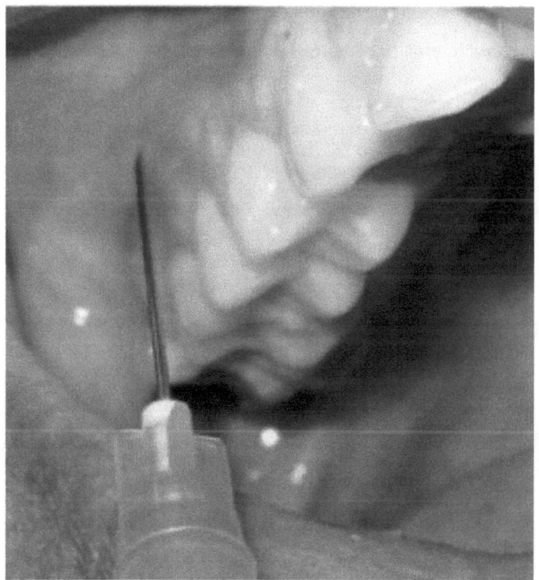

Fig 3.10Teste anestésico: anestesiar um único dente de cada vez até que a dor desapareça.

V. Teste de vascularização da polpa

V(i) Oxímetro de pulso

A oximetria de pulso foi recentemente adaptada para utilização em medicina dentária. Esta técnica tem sido a mais utilizada para a medição da saturação de oxigénio em medicina devido à sua facilidade e acessibilidade.

Em 1940, Squire reconheceu que as alterações da transmissão de luz vermelha e infravermelha causadas pela compressão pneumática dos tecidos permitiam calcular a saturação. Em 1950, Wood utilizou esta ideia para calcular continuamente a saturação absoluta a partir das relações entre as alterações da densidade ótica e a pressão num oxímetro de ouvido. Takuo Aoyagi, um engenheiro elétrico da empresa Nihon Kohden em Tóquio, apercebeu-se de que as alterações pulsáteis da saturação de oxigénio podiam ser utilizadas para calcular a saturação a partir do rácio das alterações de pulso no vermelho e no infravermelho. As suas ideias, equações e instrumento foram adaptados, melhorados e comercializados com sucesso pela Minolta por volta de 1978, estimulando outras empresas a melhorar e a comercializar oxímetros de pulso em todo o mundo em meados da década de 1980.

Trata-se de um dispositivo de monitorização da saturação de oxigénio amplamente utilizado na prática médica para registar os níveis de saturação de oxigénio no sangue durante a administração de anestesia intravenosa. Foi inventado por Aoyagi no início da década de 1970.

A oximetria de pulso é um teste inteiramente objetivo, não exigindo qualquer resposta subjectiva do doente. O sensor do oxímetro de pulso consiste em dois díodos emissores de luz, um para transmitir luz vermelha (640 nm) e outro para transmitir luz infravermelha (940 nm), e um fotodetector no lado oposto do leito vascular. O díodo emissor de luz transmite luz através de um leito vascular, como o dedo ou a orelha. A hemoglobina oxigenada e a hemoglobina desoxigenada absorvem quantidades diferentes de luz vermelha/infravermelha.

A alteração pulsátil do volume sanguíneo provoca alterações periódicas na quantidade de luz vermelha/infravermelha absorvida pelo leito vascular antes de atingir o fotodetector. A relação entre a alteração pulsátil na absorção da luz vermelha e a alteração pulsátil na absorção da luz infravermelha é analisada pelo oxímetro de pulso para determinar a saturação do sangue arterial21. Estudos anteriores de Schnettler e Wallace relataram uma correlação entre as leituras de saturação de oxigénio pulpar e sistémica utilizando uma sonda de oxímetro de pulso de ouvido modificada num dente22. Eles recomendaram seu uso como um testador definitivo da vitalidade pulpar. Posteriormente, Kahan e outros investigadores desenvolveram uma sonda personalizada, em conjunto com um oxímetro de pulso comercial, para testar a vitalidade da polpa23. Infelizmente, a precisão do instrumento comercial foi dececionante e não foi considerada como tendo um valor diagnóstico previsível. O requisito crítico da utilização do oxímetro de pulso em medicina dentária é que o sensor deve estar em conformidade com o tamanho, forma e contornos anatómicos dos dentes. Em segundo lugar, o suporte do sensor deve também manter o sensor de díodo emissor de luz e o fotorreceptor tão paralelos quanto possível um ao outro, de modo a que o sensor do fotorreceptor receba a luz transmitida através do dente. Além disso, o suporte do sensor deve permitir a colocação firme ~ 11 ~ International Journal of Applied Dental Sciences do sensor no dente para obter medições exactas.

A oximetria de pulso utiliza comprimentos de onda vermelhos e infravermelhos para transiluminar um tecido e detecta picos de absorção devido à circulação pulsátil, utilizando esta informação para calcular a frequência de pulso e a saturação de oxigénio. A tecnologia baseia-se numa modificação da lei de Beer-Lambert: nomeadamente, a absorção de luz por um soluto está relacionada com a sua concentração num determinado comprimento de onda.

A oximetria de pulso também utiliza as caraterísticas da hemoglobina na gama do vermelho e do infravermelho. A hemoglobina "oxigenada" absorve mais luz na gama do vermelho do que a hemoglobina "desoxigenada" e vice-versa na gama do infravermelho. O dente a testar é ensanduichado entre um detetor fotoelétrico e um díodo emissor de luz vermelha (640-660 nm) e infravermelha (940 nm), colocados num suporte de sensor. Os dispositivos podem ainda ser do tipo "reflectância" ou do tipo "transmissão". A diferença reside no tipo de luz que incide no detetor. Este teste de sensibilidade pode ser um teste de despistagem ideal para ser efectuado em cadeira (Fig. 3.11).[44]

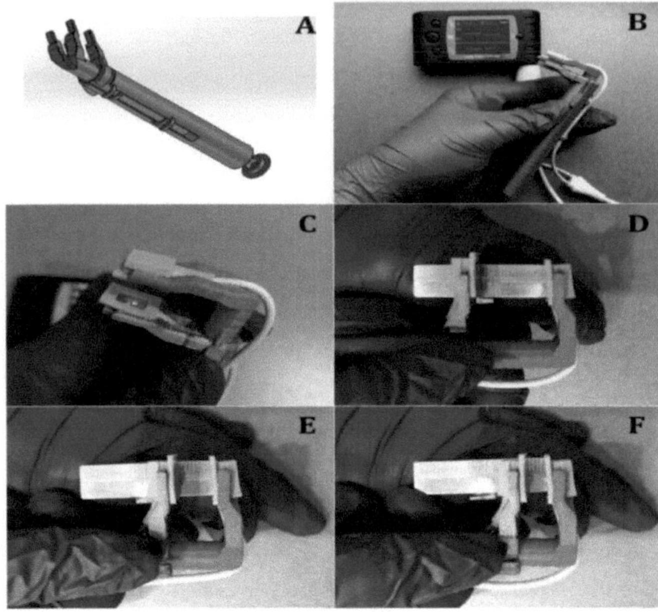

*Fig 3.11(A)-Modelo CAD (desenho assistido por computador) 3D. (B)-Desenho do suporte do oxímetro de pulso. **(C-F)**-Princípio do compasso de calibre deslizante. **(A)-Modelo** CAD (desenho assistido por computador) 3D. **(B)-Desenho do** suporte do oxímetro **de pulso**. **(C-F)-Princípio** da pinça **deslizante**.*

V(ii). Espectrofotometria de duplo comprimento de onda

O DWLS é um método que é independente de uma circulação pulsátil. Este método assegura completamente a medição das alterações de oxigenação nos casos do leito capilar e não nos vasos de fornecimento e, por conseguinte, não depende do fluxo sanguíneo pulsátil 55. A DWLS depende da presença ou ausência de sangue oxigenado a 760 mm e 850 mm. A DWLS ajuda a diferenciar leituras reprodutivas entre uma câmara pulpar de um dente vital e não vital. Em crianças pequenas, onde há dentes avulsionados e reimplantados com ápices abertos, o suprimento de sangue é recuperado nos primeiros 20 dias após o reimplante, mas o suprimento de nervos é retardado. Nestes casos, são efectuadas leituras repetidas até 40 dias para assegurar um aumento do nível de oxigenação do sangue, o que significa que o processo de cicatrização ocorreu; a polpa destes dentes também começou a recuperar 2756. O instrumento é comparativamente pequeno, portátil, relativamente barato e adequado para utilização na prática clínica (Fig. 3.12).[46]

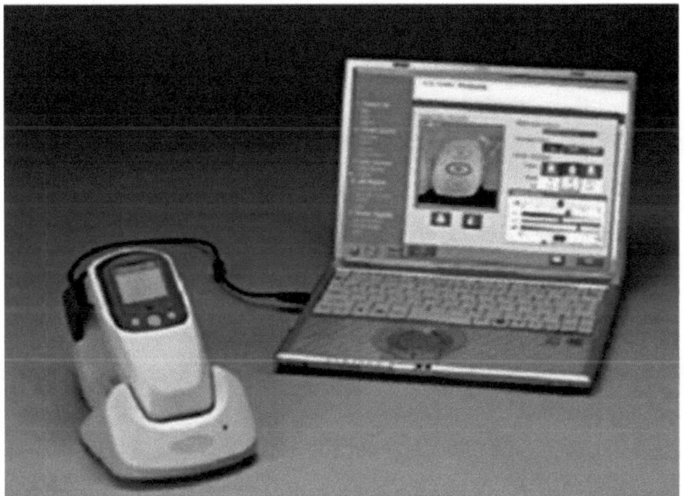

Fig 3.12 Espectrofotómetro de duplo comprimento de onda

V(Hi). Medição de caudal por laser Doppler

É considerada uma técnica electro-ótica não invasiva que permite o registo semiquantitativo do fluxo sanguíneo pulpar5. A técnica baseia-se no princípio de Doppler, segundo o qual a luz de um díodo laser incide sobre o tecido e é dispersa pelo movimento das hemácias, aumentando assim a sua frequência. A luz de frequência alargada, juntamente com a luz laser dispersa pelo tecido estático, é detectada por fotografia e a fotocorrente resultante é processada para fornecer uma medição correta do fluxo sanguíneo. Ajuda a localizar com precisão a propriedade de revascularização de um dente (Fig. 3.12).[47]

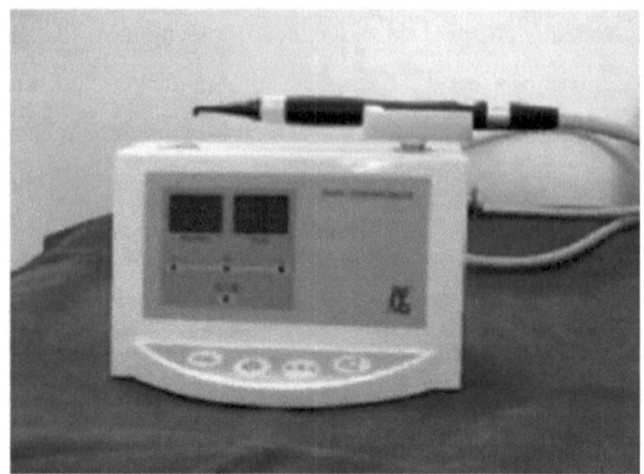

FIG 3.12 Medidor de caudal Doppler a laser

V(iv). TermógrafovZTermografia da temperatura da superfície da coroa

É um teste que utiliza uma câmara de infravermelhos para detetar o fluxo sanguíneo no tecido do corpo pulpar. É eficaz no registo de padrões de calor como rodas. Tornou-se uma ferramenta de diagnóstico importante devido à medição exacta da temperatura regional e à diferenciação de temperaturas durante a realização do procedimento dentário59 . É um método não invasivo e altamente preciso de medir a temperatura do corpo. Os dentes que precisam de ser avaliados devem ser isolados com diques de borracha. A técnica é complexa e requer que os indivíduos estejam em repouso durante o período de 1 hora para efetuar o teste. *(Fig. 3.13)*[4s]

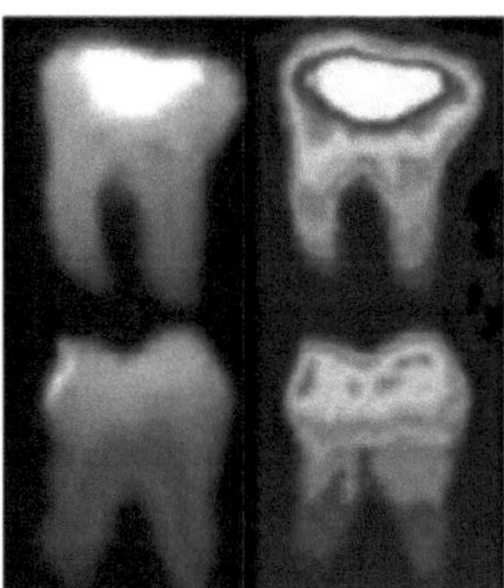

Fig 3.13 Imagem termográfica de uma polpa inflamada.

V(v). ***133 Isótopo de xénon***

Os materiais radioactivos para a medição da circulação sanguínea pulpar foram anteriormente utilizados no método de injeção de microesferas marcadas radioactivamente. Um método que utiliza uma sonda de radiação com radioisótopo de xénon 133 para diferenciar entre dentes vitais e dentes sem polpa com base no fornecimento de sangue foi considerado eficaz. No entanto, a utilização de materiais radioactivos é dispendiosa, limitada aos seres humanos e exige requisitos especiais de licenciamento. Até à data, os métodos experimentais mais promissores são os que utilizam a medição da luz que atravessa ou é desviada do sangue na polpa.[49]

V(vi). Ultrassom Doppler

É também designada por fluxometria Doppler de potência a cores. A fluxometria Power Doppler a cores detecta e determina a direção do fluxo sanguíneo no tecido a ser observado. O Power Doppler, de acordo com o Doppler a cores, aumenta a sua sensibilidade a taxas de fluxo baixas. Baseia-se no princípio do espetro de potência integrado e pode revelar os vasos mais pequenos.

Numa avaliação recente do dispositivo, a origem dos sinais também pôde ser detectada com a ajuda de diferentes formas de onda e sons gráficos Doppler em dentes vitais e não vitais. Nos dentes vitais, o UltraSound Doppler revela uma forma de onda "pulsante" e um atributo sonoro, ao passo que os dentes preenchidos com canais radiculares mostram uma forma de onda linear não pulsante sem som pulsante. (Fig. 3.14) [50]

V(vii). ***Fotopletismógrafov***

Trata-se de uma técnica de medição ótica que é utilizada para a deteção de anomalias do volume sanguíneo no leito microvascular dos tecidos. São necessários apenas alguns componentes opto-electrónicos: uma fonte de luz para iluminar o tecido (por exemplo, pele ou dente) e um fotodetector para medir as pequenas alterações da intensidade da luz em relação com as alterações da perfusão.

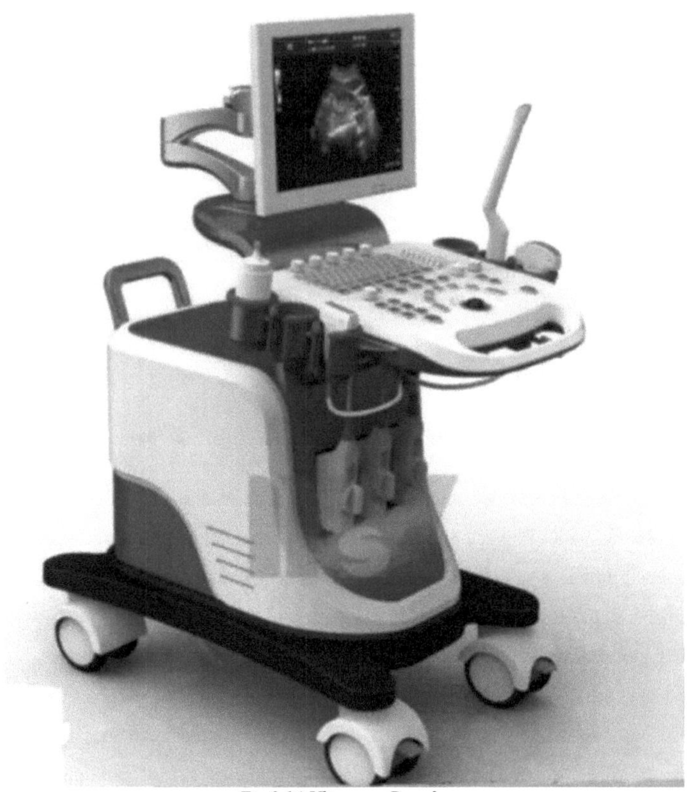

Fig 3.14 Ultrassom Doppler

Esta técnica é também utilizada para detetar as anomalias circulatórias na polpa dentária humana. Apenas os comprimentos de onda específicos da luz são absorvidos pela hemoglobina, enquanto a restante luz atravessa o dente e é detectada por um recetor (Fig. 3.15).

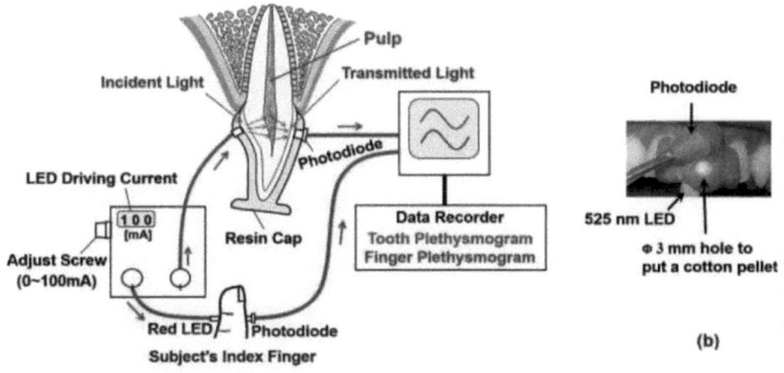

Fig3.15 Termografia por foto de luz transmitida (Tlp)

V(viii).Cristal líquido quiral -Cholesteric

Estes cristais têm uma estrutura helicoidal, disposta em ordem ao longo do eixo longo, conhecida como cristais líquidos quiral-nemáticos. Devido à sua fluidez, estes cristais são facilmente afectados pela temperatura ou pressão. Verificaram que os dentes não vitais têm uma temperatura mais baixa do que os dentes vitais.

Uma variedade de cristais líquidos até chegarem a uma combinação que indicaria temperaturas na gama de 30° a 40° C. Utilizaram compostos colestéricos que se encontravam numa solução a 10% num solvente de hidrocarbonetos clorados. Quando aplicados na superfície dos dentes, os cristais mudavam de cor (Fig. 3.16).[60]

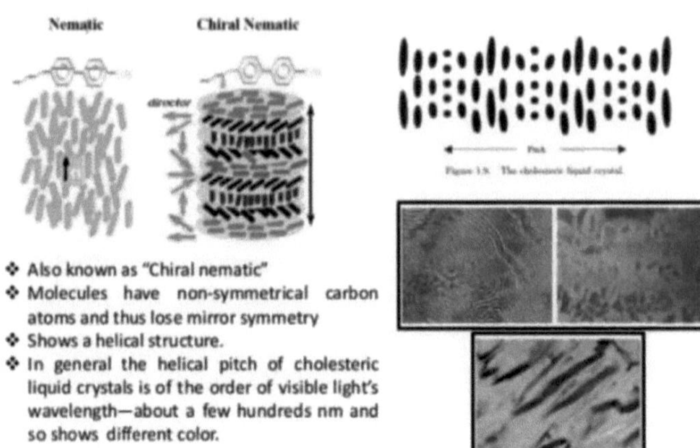

Fig 3.16 Líquido cristalino colestérico quiral

4. DOR DE ORIGEM ODONTOGÉNICA E NÃO ODONTOGÉNICA

A dor odontogénica (dentária) é a forma de dor orofacial mais frequentemente relatada quando se apresenta ao dentista, mas deve reconhecer-se que este sintoma pode ser causado por perturbações dolorosas de origem não odontogénica.

4.1 Dor orofacial

A Associação Internacional para o Estudo da Dor define a dor como "uma experiência sensorial e emocional desagradável associada a danos reais ou potenciais nos tecidos ou descrita como tal". A dor orofacial é definida como um termo que se refere à dor oral, à dor dentária e à dor na face acima do pescoço, anterior às orelhas e abaixo da linha orbitomeatal.[60] Embora a dor odontogénica (dentária) seja a forma de dor orofacial mais frequentemente relatada quando se apresenta ao dentista, deve reconhecer-se que este sintoma pode ser causado por distúrbios dolorosos de origem não odontogénica. Estudos epidemiológicos mostram que a prevalência da dor orofacial na população se situa entre 14 e 19%. Um estudo transversal da população revelou que, na população em geral, a prevalência de dor orofacial do tipo muscular-ligamentar/tecido mole era de 7%, dentoalveolar 7% e neurológica/vascular 6% .[62]

A gestão da dor começa com o desenvolvimento de um diagnóstico diferencial exato da dor dentária com base nos sinais e sintomas clínicos, testes especiais e achados radiográficos. Este é o primeiro passo fundamental na gestão da dor e no processo de tomada de decisões clínicas, permitindo um tratamento eficaz direcionado para o tratamento da doença subjacente[59] . Uma história detalhada do doente é um pré-requisito para estabelecer um diagnóstico correto.

A inervação sensorial dos dentes, que termina no complexo dentino-pulpar, é constituída predominantemente por fibras A beta, A delta e C. As fibras A beta são sensíveis à estimulação mecânica (hidrodinâmica) da dentina. As fibras A delta mielinizadas, que contêm o neuropeptídeo peptídeo relacionado com o gene da calcitonina, são responsáveis por uma dor forte, aguda, imediata e bem localizada.

As fibras C não mielinizadas, de condução lenta, que respondem a mediadores inflamatórios, são responsáveis por uma dor baça, contínua e irradiante.[60]

A teoria hidrodinâmica é a teoria mais aceite para a transmissão do estímulo doloroso através da dentina.[62] De acordo com esta teoria, a dor provocada por estímulos é uma consequência do fluxo de fluido nos túbulos dentinários, estimulando os mecanorreceptores (fibras A beta) e conduzindo a impulsos nervosos no plexo subodontoblástico de Raschkow, resultando em dor. O efeito do estímulo térmico (quente ou frio) é explicado pela teoria hidrodinâmica da seguinte forma: a aplicação de estímulos quentes na dentina exposta leva à expansão do fluido, enquanto a aplicação fria provoca a sua contração. Este fluxo de fluido resulta na ativação dos mecanorreceptores dos nervos sensoriais. Os estímulos químicos aplicados (alimentos doces e salgados) também levam a um fluxo mais rápido de fluido dentinário para a superfície dos dentes. Isto deve-se à baixa concentração do fluido dentinário e à sua menor osmolaridade, que faz com que o fluido flua para uma concentração mais elevada de líquidos.[63]

Podemos classificar a doença pulpar de acordo com várias condições: uma polpa saudável; uma polpa inflamada, que tem a capacidade de reversão (pulpite reversível); uma polpa inflamada sem possibilidade de recuperação (pulpite irreversível); e a necrose pulpar.[64]

A hipersensibilidade dentinária é uma consequência direta da reação da dentina exposta a estímulos térmicos, osmóticos, químicos e tácteis. O diagnóstico é efectuado com base em sintomas que provocam uma dor aguda de curta duração na ausência de qualquer patologia pulpar (com base em sinais clínicos e radiográficos). Os factores de risco que contribuem para o desenvolvimento da sensibilidade dentinária incluem erosão, abrasão, atrito, recessão gengival, tratamento periodontal prévio e defeitos anatómicos. As estratégias de tratamento envolvem terapias destinadas a reduzir o fluxo de fluido dentinário (aplicação de resina nos túbulos dentinários expostos) ou a reduzir a atividade dos neurónios dentinários (utilização de agentes dessensibilizantes, tais como nitrato de potássio, cloreto de estrôncio, medicamentos contendo flúor e guanetidina).[65]

A pulpite reversível indica que a polpa é vital com algumas áreas de inflamação que têm potencial para cicatrizar desde que o estímulo/irritante tenha sido removido. Os sintomas podem variar desde nenhum até sensações agudas intensas frequentemente associadas a estímulos térmicos.[36] Na pulpite irreversível, a polpa, embora vital, está gravemente inflamada e a cicatrização é um acontecimento improvável quando se tomam medidas para tentar gerir a polpa de forma conservadora. Os sintomas variam muito, com alguns doentes a queixarem-se de dor moderada a grave, exacerbada com estímulos térmicos, enquanto outros permanecem assintomáticos. De facto, a pulpite pode evoluir para necrose pulpar sem quaisquer sintomas.[37] Estudos demonstraram que existe uma fraca correlação entre os sintomas clínicos de dor e o estado histopatológico da polpa. Finalmente, quando a inflamação da polpa atinge os tecidos peri-radiculares, o paciente é geralmente capaz de localizar o dente responsável (periodontite sintomática) e/ou o clínico é capaz de o demonstrar através de exames clínicos e radiográficos. A alodinia (redução do limiar da dor, pelo que um estímulo normal não nocivo é percepcionado como dor) e a hiperalgesia (aumento da magnitude da perceção da dor, pelo que um estímulo anteriormente doloroso é agora percepcionado como tendo uma maior magnitude de dor) são sintomas de doença endodôntica.

Os mediadores inflamatórios são responsáveis pela ativação e sensibilização dos nociceptores (um recetor sensorial capaz de transduzir e codificar estímulos nocivos) tanto a nível periférico como central. Este fenómeno pode explicar por que razão alguns doentes sentem dor no pós-operatório e é um indicador de que os doentes que sentem dor no pré-operatório têm maior probabilidade de sentir dor no peri-operatório e após o tratamento. Os doentes referem frequentemente hiperalgesia mecânica e térmica (calor ou frio) e alodinia mecânica em relação aos sintomas pulpares no pré-operatório. Exemplos incluem a sensibilidade à percussão de um espelho que não é dolorosa quando demonstrada num dente de controlo, mas que é obviamente dolorosa num dente com patologia de origem endodôntica. A dor clínica não é simplesmente a consequência de uma "ativação" do "sistema da dor" na periferia por uma determinada patologia, mas reflecte o estado de excitabilidade dos circuitos nociceptivos centrais cuja sensibilidade pode ser alterada por estímulos inócuos normais.[68]

Na dor referida, a região do corpo onde a dor é sentida não é a mesma onde a dor tem origem. Clinicamente, este tipo de dor constitui um desafio diagnóstico, uma vez que o tratamento eficaz tem de ser direcionado para a causa e não para o local. As razões por detrás da dor referida devem-se à sensibilização central e à convergência das fibras nervosas aferentes primárias para os mesmos neurónios de projeção[79] Os neurónios dos nervos sensoriais aferentes têm terminais periféricos que inervam diferentes tecidos, mas os seus terminais centrais convergem para o mesmo neurónio de projeção de segunda ordem localizado no complexo nuclear do trigémeo. Exemplos na endodontia incluem cenários em que o paciente está a sofrer de pulpite no lado direito e acredita que vem da maxila quando, na verdade, tem origem na mandíbula. Outro exemplo é quando há sinusite maxilar e a dor é referida aos dentes maxilares do lado afetado. A condição de dor referida é um desafio de diagnóstico, uma vez que a dor de origem não odontogénica pode resultar na radiação da dor para locais distantes, como os dentes. Um exemplo típico é o de um doente que sofre de dor miofacial e que se queixa frequentemente de uma dor surda nos dentes posteriores da mandíbula. Existe uma grande variedade de dores não odontogénicas que se podem apresentar no local de um dente e que podem imitar uma dor de dentes. Os médicos dentistas devem compreender o complexo mecanismo da dor odontogénica e a forma como outras estruturas orofaciais podem simular a dor dentária. A incapacidade de estabelecer a etiologia da dor resultará num diagnóstico incorreto e num tratamento inadequado.[70]

A Associação Internacional para o Estudo da Dor (IASP) define a sinusite maxilar aguda como "dor ardente constante com sensibilidade zigomática e dentária devido à inflamação do seio maxilar. [41] Nos casos crónicos, pode não haver dor ou apenas um ligeiro desconforto difuso ocasional. A etiologia pode ser bacteriana ou, na forma mais comum, devida a alergias. A dor pode ser desencadeada pela inclinação para a frente, pelo toque na zona ou pela dor ao morder associada aos dentes superiores. A dor de cabeça localiza-se na zona antral. O diagnóstico pode ser confirmado através de uma imagiologia do seio maxilar que revele a acumulação de líquido no seio afetado. A periodontite periapical pode resultar em sinusite maxilar de origem dentária, com consequente espessamento e inflamação do revestimento mucoso do seio nas áreas adjacentes aos dentes afectados. Nos casos de sinusite de origem dentária, o tratamento endodôntico convencional ou o retratamento é o tratamento de eleição. A terapia antibiótica e o uso de descongestionantes nasais e analgésicos são indicados para o tratamento da sinusite ou quando o seio foi rompido por endodontia não cirúrgica ou cirúrgica.[72]

4.2 DOR ODONTOGÉNICA

A dor odontogénica pode ter origem nos tecidos pulpares ou periodontais. Embora os mecanismos da dor pulpar e periodontal sejam de origem inflamatória, cada dor é percebida de forma diferente. A dor periodontal é muitas vezes bem localizada (devido aos proprioceptores presentes no ligamento periodontal) e o paciente pode normalmente apontar para o dente, enquanto que a dor pulpar é pouco localizada e pode ser referida a outro dente (do mesmo lado da arcada ou da arcada oposta do mesmo lado) ou a outra região da mandíbula ou da face (seios nasais, ângulo/ramo da mandíbula, orelhas, etc[70] . A pulpite pode ser dividida em duas categorias: reversível e irreversível.

4.2.1 Pulpite reversível e irreversível

A pulpite reversível indica que os tecidos pulpares podem reparar-se depois de o irritante nocivo ter sido removido. Caracteriza-se frequentemente por uma dor curta e aguda quando provocada e não ocorre espontaneamente. A pulpite irreversível tem uma duração prolongada da dor quando estimulada, mas também pode ocorrer espontaneamente. Normalmente, não existe sensibilidade à percussão até o processo inflamatório atingir o periápice do dente).[72]

4.2.2 Polpa necrótica

Uma polpa necrótica pode ser completamente assintomática ou extremamente dolorosa. Normalmente, o dente não responde a estímulos térmicos como o frio ou a testes de vitalidade da polpa (testes eléctricos da polpa). Ocasionalmente, os testes de sensibilidade podem dar um resultado falso positivo em dentes multirradiculares em que um canal está doente enquanto os outros permanecem vitais. Se a inflamação se tiver espalhado para o periápice do dente, pode ocorrer uma sensibilidade extrema à percussão.

A dor periodontal pode ocorrer como resultado de doença endodôntica (endodôntica primária), doença periodontal (periodontal primária) ou uma combinação de ambas.

4.2.3 Periodontite apical aguda

A inflamação, como consequência direta de uma pulpite irreversível ou de uma polpa necrótica, localiza-se no ligamento periodontal apical. O dente torna-se sensível à percussão e/ou à mordedura e pode ser móvel.

4.2.4Abcesso apical agudo

Nesta situação, a inflamação, muitas vezes uma progressão de um canal necrótico ou sequelas de pulpite irreversível, pode resultar na disseminação de bactérias para o osso alveolar circundante (osteíte) e para além dos planos fasciais dos tecidos moles (celulite). A defesa do hospedeiro tenta contrariar esta invasão estrangeira através da libertação de leucócitos polimorfonucleares, resultando na destruição das bactérias e na formação de pus. A dor associada a um abcesso será intensa devido à acumulação de pus e ao confinamento ao osso, resultando em dor à medida que a pressão aumenta. O abcesso tentará encontrar a via de menor resistência à medida que a pressão continua a intensificar-se e que cada vez mais bactérias mortas e células do hospedeiro se acumulam na zona de defesa entre a bactéria e o hospedeiro.

Ocasionalmente, devido a uma perda óssea extensa, a placa cortical já não está intacta, permitindo que o abcesso saia através de uma fístula ou seio. Por vezes, o abcesso pode drenar através de uma bolsa estreita ao lado do dente. Muitas vezes, podemos proporcionar um alívio eficaz ao doente através de incisão e drenagem quando o abcesso é um inchaço flutuante sob a mucosa subjacente. Os sinais cardinais de inflamação aguda, tais como dor, inchaço, calor e vermelhidão, acompanham um abcesso em resultado do processo inflamatório.

4.2.5 Abcesso periodontal agudo

Nesta situação, a infeção aguda é o resultado direto de um abcesso na parede do tecido mole de uma bolsa periodontal existente. A área pode resultar num inchaço localizado à medida que o abcesso se desenvolve, resultando na acumulação de fluido no espaço do ligamento periodontal, fazendo com que o local do dente afetado se torne mais sensível ao mastigar/morder e com maior mobilidade. Os tecidos gengivais sobrejacentes aparecem inchados e o doente pode apresentar febre e linfadenopatia. O tratamento de um abcesso periodontal consiste na drenagem eficaz e no desbridamento não cirúrgico da bolsa com curetas e irrigação (Fig. 4.1).[74]

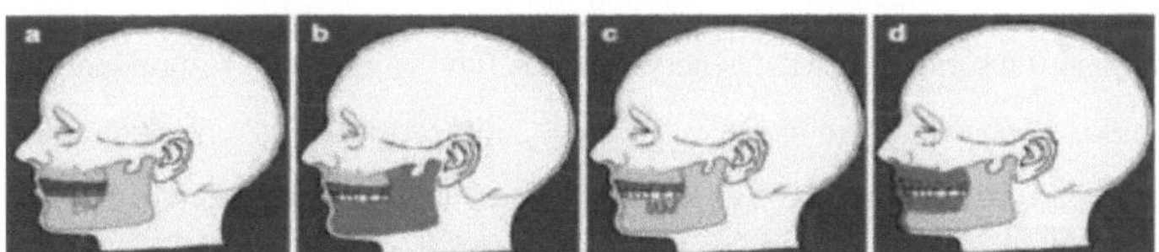

Fig 4.1Diagramas que mostram as causas comuns da dor odontogénica. (a) Dentes, (b) osso, (c) periodonto e (d) tecidos moles. As caraterísticas comuns da dor odontogénica incluem a presença de factores etiológicos de origem odontogénica (por exemplo, cárie, fuga de restaurações, trauma, fratura, doença periodontal, infeção óssea e lesão dos tecidos moles)

4.3 HIPERSENSIBILIDADE CERVICAL

Na ausência de inflamação, a sensibilidade dentinária é a forma mais ligeira de irritação pulpar e é completamente reversível. O mecanismo da sensibilidade da dentina envolve o fluxo de fluido nos túbulos dentinários que estica ou comprime as terminações nervosas que passam ao longo das extensões tubulares dos odontoblastos da polpa (Fig. 4.2.)

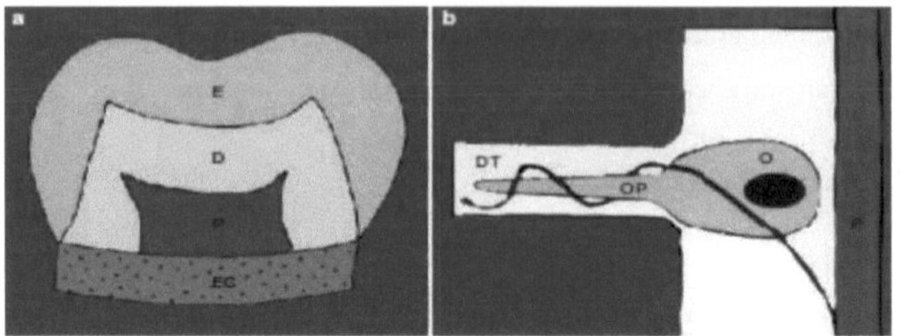

*Fig 4.2 Diagramas representando **(a)** dente típico com cemento exposto (CE) e (b) odontoblasto (O) e processo odontoblástico (OP) dentro do túbulo dentinário (DT). Nota: relação íntima entre o odontoblasto e a polpa (P)*

Etiologia

A sensibilidade dentária pode desenvolver-se quando a dentina é exposta como resultado de cárie dentária ou fratura do dente (síndrome do dente fissurado). Uma restauração recentemente colocada com fuga marginal ou uma restauração defeituosa, recessão gengival, tratamento periodontal recente (não cirúrgico e cirúrgico) e perda da superfície dentária (atrito, erosão e abrasão) podem resultar em sensibilidade dentinária. Os nervos nestes túbulos expostos respondem não só ao calor e ao frio e ao doce e ao azedo, mas também ao arranhar com um instrumento ou uma unha e à escovagem dos dentes. Por este motivo, os doentes evitam frequentemente escovar a zona. A subsequente acumulação de placa bacteriana agrava ainda mais a situação. Os antecedentes médicos podem revelar uma história de refluxo gástrico-esofágico em consequência de uma hérnia do hiato ou de perturbações alimentares como a anorexia nervosa/bulimia.

Sinais e sintomas

Pode haver evidência de recessão gengival, cárie, uma restauração fracturada ou com fugas ou perda da superfície do dente. O doente descreve frequentemente uma dor intensa e aguda relacionada com estímulos quentes, frios ou doces. A dor nunca é espontânea, bem localizada após a aplicação do estímulo e com alívio imediato após a sua remoção.

Testes de diagnóstico

O dente afetado é identificado através da aplicação de um estímulo térmico (neve de CO2, cloreto de etilo, ar frio, guta-percha quente ou aplicador de calor). O teste de sensibilidade pulpar será normal.

Gestão

Existem várias modalidades de tratamento para a sensibilidade da dentina, e o objetivo é tratar diretamente a causa ou reduzir o fluxo de fluidos ou a atividade dos neurónios dentinários. A prevenção visa identificar e modificar potenciais factores de risco, como a dieta (excesso de citrinos) ou o historial médico (produção excessiva de ácido gástrico), que contribuem para a exposição dos túbulos dentinários. Os hábitos de escovagem têm de ser modificados (técnica de Bass modificada) para reduzir uma maior recessão gengival. Pode ser utilizado diariamente um elixir bucal com flúor (0,05%).

O selamento dos túbulos dentinários que terminam no cemento mas que ficam expostos ao ambiente oral após cirurgia periodontal ou devido a recessão gengival pode ser efectuado através da aplicação de oxalato de potássio ou cloreto de estrôncio, fluoretos ou agentes de ligação à dentina.

As pastas de dentes que contêm 5 % de nitrato de potássio não bloqueiam os túbulos, mas "entorpecem" as terminações nervosas (Sensodyne). Embora o fluido continue a fluir nos túbulos, os nervos ficam "não excitáveis". Uma base de cimento isolante sob as obturações de amálgama evitará que o calor ou o frio irritem a polpa. Eventualmente, a dentina de irritação (dentina reparadora) formar-se-á para proteger a polpa do choque térmico.

A microinfiltração marginal à volta das restaurações também pode levar à hipersensibilidade devido à invasão bacteriana e à irritação. No passado, os vernizes cavitários eram colocados à volta das restaurações de amálgama recém-colocadas para minimizar a microinfiltração e a sensibilidade pós-operatória. A remoção da camada de smear layer antes da colocação de uma restauração e o revestimento da dentina exposta com um agente de ligação à dentina serve para proteger o túbulo aberto durante a preparação e actua mesmo como isolamento no lugar de uma base de cimento.[75]

4.4 PERIODONTITE TRAUMÁTICA

Trata-se de uma inflamação do periodonto e de uma lesão do aparelho de fixação subjacente (traumatismo oclusal) devido a uma força oclusal excessiva. O traumatismo oclusal primário é uma lesão resultante de forças oclusais excessivas aplicadas a um dente ou dentes com suporte normal. Exemplos incluem restaurações altas, bruxismo, colocação recente de uma nova prótese parcial e carga excessiva durante o movimento ortodôntico. O traumatismo oclusal secundário é uma lesão resultante de forças oclusais normais aplicadas a um dente ou dentes com suporte periodontal inadequado. O traumatismo oclusal combinado é uma lesão resultante de uma força oclusal excessiva sobre um periodonto doente. Neste caso, existe inflamação gengival e alguma formação de bolsa, e as forças oclusais excessivas são geralmente resultantes de movimentos parafuncionais.

Exame

Os sinais e sintomas clínicos incluem mobilidade progressiva, dor ao morder/mastigar ou à percussão, frêmito e contactos prematuros ou discrepâncias oclusais. Os dentes podem estar fracturados ou lascados. O exame radiográfico pode revelar um espaço alargado do ligamento periodontal. A perda óssea (furcal, infra-óssea vertical ou circunferencial) pode ser evidente. Os defeitos infra-ósseos carateristicamente bilaterais são indicativos de trauma oclusal e não de doença periodontal.

Gestão

Numa dentição saudável, sem doença periodontal pré-existente ou suporte periodontal reduzido (traumatismo oclusal primário), a oclusão traumática pode levar à hipermobilidade de alguns dentes. Se for detectada hipermobilidade, alargamento radiológico do espaço do ligamento periodontal ou abfracção cervical pronunciada, a oclusão deve ser analisada e corrigida.

Nos casos de uma dentição saudável, sem doença periodontal preexistente, mas com suporte periodontal reduzido (trauma oclusal secundário), o aumento da mobilidade também pode ser reduzido através de um ajuste oclusal. A imobilização dos dentes pode ser indicada nos casos em que a hipermobilidade está a causar dor ao paciente.

Nos casos de trauma oclusal combinado, o tratamento da inflamação é de importância primordial e deve ser o primeiro passo no planeamento do tratamento. Os contactos prematuros podem desempenhar um papel na progressão da periodontite. Uma simples correção da oclusão, se necessário, deve ser incluída na fase inicial do tratamento periodontal. Isto resulta numa menor perda de inserção durante o tratamento periodontal e pode contribuir para uma melhor cicatrização dos tecidos periodontais.[74]

4.5 SÍNDROME DA DOR MIOFACIAL

As desordens temporomandibulares (DTM) englobam a dor que afecta os músculos mastigatórios e/ou as articulações temporomandibulares (ATM). As DTM foram identificadas como uma das principais causas de dor orofacial não dentária. A avaliação da ATM baseia-se na amplitude de movimentos da articulação, na dor à palpação e na presença de sons articulares durante os movimentos de abertura da mandíbula e do maxilar. O movimento da ATM é efectuado pelos músculos da mastigação. Os músculos masseter, pterigoide medial e temporal estão associados à elevação da mandíbula (fecho da boca). Os músculos digástricos estão envolvidos na depressão mandibular (abertura da boca).

O músculo pterigóideo lateral inferior está envolvido na protrusão da mandíbula e o músculo pterigóideo lateral superior proporciona estabilidade ao côndilo e ao disco durante a função.

Etiologia

Os factores associados à DTM incluem trauma, factores anatómicos, factores fisiopatológicos e factores psicossociais. O trauma físico, como um golpe direto na ATM, pode resultar em lesão e perda de função.

Os hábitos parafuncionais como o cerrar dos dentes, o ranger dos dentes, o morder dos lábios e a postura anormal da mandíbula podem exacerbar a DTM subjacente. O bruxismo noturno pode ser exacerbado pelo stress, ansiedade, distúrbios do sono e medicamentos. Uma indicação de bruxismo noturno é a gravidade do desgaste dentário.

A contribuição da oclusão na etiologia das DTM é controversa, e a literatura não apoia esta visão. Anteriormente, as caraterísticas oclusais, tais como as interferências do lado de trabalho e do lado de não trabalho e as discrepâncias entre a posição de contacto retruída (RCP) e a posição intercuspídea

Exame

O processo de exame inclui uma história clínica pormenorizada e um exame físico completo. O doente pode revelar alguma história de ansiedade, depressão ou outras condições de dor crónica, que estão associadas a doentes que sofrem de DTM. (Fig. 4.3)

O doente pode queixar-se de uma dor surda unilateral ou bilateral na ATM e/ou nos músculos circundantes, ocasionalmente ao acordar ou durante a alimentação ou a fala. A dor referida que causa dores de cabeça, dores faciais e dores no pescoço pode ser uma queixa comum.

A sensibilidade da ATM é avaliada através da palpação bimanual das ATMs (pressionando o aspeto lateral da articulação) e da palpação intra-auricular (colocando o dedo mindinho no meato auditivo externo e pressionando suavemente para a frente).

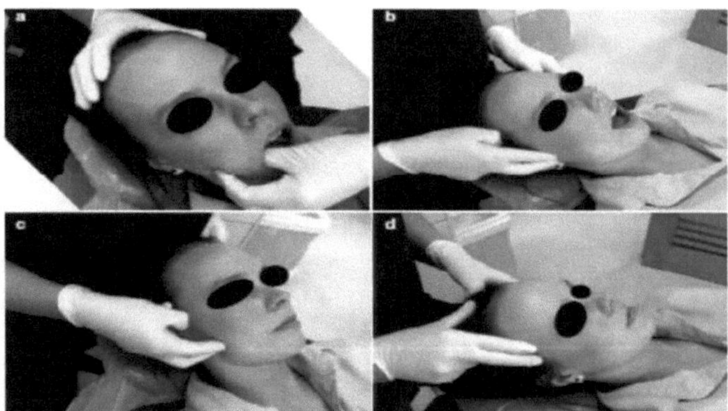

Fig4.3 Fotografias clínicas demonstrando (a) a palpação intra-oral do músculo masseter, (b) a palpação bimanual da articulação temporomandibular, (c) a palpação plana do masseter e (d) a palpação plana do músculo temporal

Os sons da ATM são verificados durante a abertura da boca e as excursões mandibulares. Os estalidos são o resultado de um movimento súbito do disco em relação ao côndilo (deslocamento do disco com redução). Os estalidos podem ser classificados como precoces (no início da abertura da mandíbula), tardios (indicando maior deslocação do disco) e recíprocos (na abertura e no fecho). O crepitar (som prolongado e contínuo de rangido) indica inflamação aguda (traumatismo recente) ou doença degenerativa.

O bloqueio da ATM, devido ao mau posicionamento e à distorção do disco, que é responsável pela rotação condilar, pode estar presente. Um bloqueio fechado seria indicativo de uma deslocação do disco sem redução.

A palpação muscular é efectuada bimanualmente, numa posição relaxada, por palpação em pinça. As três porções do músculo temporal (anterior, posterior e medial), o masseter superficial e profundo, bem como a inserção do músculo pterigoide medial são examinados para detetar qualquer sensibilidade ou dor.

Examina-se a amplitude dos movimentos da mandíbula e regista-se a abertura máxima da mandíbula sem dor. A abertura máxima normal varia entre 45 e 55 mm. É registado qualquer trismo (incapacidade de abrir a boca). São realizados movimentos de relação cêntrica (posição de contacto retruída (RCP) e posição intercuspídea (ICP)) e de excursão lateral e protrusão para avaliar o desvio ou deflexão mandibular. Os hábitos parafuncionais são avaliados através da evidência de recuo do bordo lateral da língua, sulcos na mucosa bucal, desgaste dentário, facetas de desgaste oclusal, restaurações fracturadas, exposição da dentina e sensibilidade da dentina.[73] ***Gestão***

Recomenda-se a educação do doente e o autocuidado, incluindo quaisquer hábitos parafuncionais que tenham sido identificados e métodos de limitação e modificação desses hábitos através da consciencialização e da mudança. O doente é instruído quanto à modificação de comportamentos, como evitar mastigar pastilhas elásticas e bocejar. A terapia de calor e os pacotes de compressão quente são indicados para aliviar a inflamação. A gestão do stress pode ser indicada e os doentes podem ter de procurar aconselhamento para terapia.

O tratamento farmacológico inclui a utilização de analgésicos anti-inflamatórios não esteróides, corticosteróides (intracapsulares), ansiolíticos (benzodiazepinas), relaxantes musculares e antidepressivos tricíclicos (amitriptilina).

A fisioterapia inclui exercícios de treino da postura para restabelecer a função muscular coordenada e rítmica, exercícios isotónicos para aumentar a amplitude de movimentos e exercícios isométricos para aumentar a força muscular. A estimulação eléctrica nervosa transcutânea (TENS) e a estimulação electro-galvânica (EGC) demonstraram alguns benefícios. A terapia com aparelhos ortopédicos, utilizando talas interoclusais, protectores de mordida, protectores noturnos ou aparelhos para o bruxismo, demonstrou ter alguns benefícios. Os aparelhos removíveis de resina acrílica que cobrem os dentes têm sido utilizados para alterar a relação oclusal, redistribuir as forças oclusais, prevenir o desgaste e reduzir o bruxismo e a parafunção.

A cirurgia, como a artrocentese (irrigação intra-articular da ATM com ou sem corticosteroide), a artroscopia e a artrotomia (intervenção cirúrgica aberta da ATM), tem sido utilizada com algum grau de sucesso nos casos que não respondem às terapias conservadoras e farmacológicas.[74]

4.6 MAXILARSINUSITE

A sinusite maxilar provoca uma dor constante e maçadora, com sensibilidade zigomática e dentária, devido à inflamação do seio maxilar, geralmente em consequência de uma infeção bacteriana.

Etiologia

Os factores predisponentes incluem comunicação antral oral durante a extração de dentes, fístula antral oral, infeção perirradicular, quistos radiculares, corpo estranho no seio (materiais do canal radicular/medicamentos) e doentes que sofrem de constipações recentes ou doentes com fibrose quística com drenagem deficiente. As causas bacterianas frequentemente de infecções do trato respiratório incluem *Haemophilus influenzae, Streptococcus, Staphylococcus aureus*, Streptococcus alfa-hemolítico e espécies de *Pseudomonas.*

O fungo *Aspergillus fumigatus* tem sido associado a medicamentos para canais radiculares/selantes de óxido de zinco e eugenol demasiado cheios no seio nasal.

Exame

O doente pode ter uma história de tratamento endodôntico recente, possível infeção periapical de um dente posterior superior, história de extração dentária recente ou constipação. É frequentemente descrita uma história de dor unilateral, surda, latejante e contínua que afecta o maxilar superior e os dentes posteriores superiores, com possível irradiação para o olho. A dor pode ser pior à noite, ao deitar-se ou ao curvar-se. O lado afetado pode resultar em corrimento nasal com possível rinorreia mucopurulenta e plenitude da bochecha. Alguns dentes posteriores podem ser sensíveis à percussão, mas os testes de vitalidade são normais. (Fig. 4.4).

O exame radiográfico dos seios nasais (vistas occipitomentais 0 e 30°) pode revelar uma acumulação anormal de líquido ou um espessamento do revestimento antral.

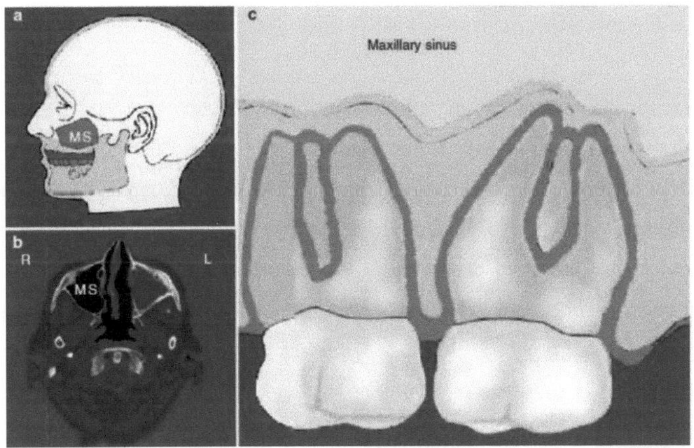

Fig 4.4 Diagrama (a) mostrando a vista lateral do crânio e a relação do seio maxilar (SM) com os ápices dos dentes molares posteriores e a imagem (b) mostrando uma imagem de TC em corte transversal com opacificação completa do seio maxilar esquerdo com espessamento das margens ósseas. Este achado seria consistente com sinusite crónica. (c) As raízes dos molares maxilares estão frequentemente em contacto íntimo com o pavimento do seio maxilar e podem estar separadas do seio apenas pelo revestimento do seio e por uma camada muito fina de osso da lâmina ou, em alguns casos, por nenhum osso. Consequentemente, as infecções endodônticas podem causar problemas sinusais e as infecções sinusais independentes podem causar dor referida aos dentes

Gestão

Se se suspeitar de uma causa endodôntica, como uma patologia periapical, está indicado o tratamento endodôntico ou a extração. Se se suspeitar de uma causa não dentária e o tratamento de primeira linha não parecer eficaz, pode ser indicado o encaminhamento para o otorrinolaringologista.

A extrusão ou a injeção inadvertida de hipoclorito de sódio no seio nasal resultará em dor aguda e inchaço na zona, exigindo medicamentos adequados, como esteróides, analgésicos e antibióticos. O doente terá de ser acompanhado quanto ao risco de inchaço, edema, equimose, necrose dos tecidos, parestesia e cicatrizes na zona. Na maior parte dos casos, a cicatrização não apresenta qualquer problema.

Deve-se ter cuidado durante a cirurgia endodôntica de dentes pré-molares e molares superiores cujas raízes podem estar muito próximas do seio. A deslocação inadvertida do material de ressecção, do tecido apical infetado ou da ponta da raiz para o seio maxilar exigiria um encaminhamento adequado para recuperação utilizando um procedimento Caldwell-Luc.

O enchimento excessivo de medicamentos para o canal radicular/material de obturação pode causar uma infeção sinusal persistente que requer a remoção do material ou do dente. Poderá ser necessário um encaminhamento para um especialista em otorrinolaringologia/cirurgia maxilofacial.

Podem ser prescritos antibióticos como a amoxicilina, um descongestionante nasal (efedrina gotas nasais 0,5 %), inalantes (Karvol cápsula inalante) e analgésicos para aliviar os sintomas.[71]

4.7 NEVRALGIA DO TRIGÉMEO

A nevralgia do trigémeo é uma dor súbita, muito forte, recorrente e lancinante na distribuição do nervo trigémeo, com uma duração de alguns segundos a 2 minutos. Os pontos de gatilho evocam frequentemente a dor.

A etiologia

Oitenta a noventa por cento dos casos são classificados como idiopáticos e são causados pela compressão vascular do gânglio trigémeo perto da sua saída do tronco cerebral por uma ansa aberrante de uma artéria ou veia. Outras causas (menos de 10%) incluem a compressão vascular devido a um tumor ou quisto. Um a cinco por cento dos doentes com esclerose múltipla desenvolvem nevralgia do trigémeo.

Exame

Os doentes queixam-se de uma dor insuportável, excruciante, de curta duração, do tipo choque elétrico e lancinante, que afecta um determinado local. Muitas vezes, pode estar presente uma zona de gatilho ao longo da distribuição do nervo trigémeo (mais frequentemente na segunda e terceira divisões). Luz

O toque na zona de ativação provoca uma dor intensa. Os doentes evitam frequentemente barbear-se ou tocar na zona do rosto onde se encontra o ponto de ativação por receio de provocar um ataque. A fala ou a deglutição podem ser afectadas se a zona de desencadeamento envolver a boca. A dor da nevralgia do trigémeo nunca atravessa a linha média. A dor da nevralgia do trigémeo ocorre com períodos de ocorrência diária, seguidos de períodos de remissão que duram dias, semanas ou meses. (Fig. 4.5) Os doentes podem apresentar contracções espasmódicas dos músculos da face devido à dor da nevralgia do trigémeo (tique douloureux).

Gestão

O doente deve ser encaminhado para cuidados especializados (medicina oral/cirurgião maxilofacial/neurologista) para um tratamento adequado. Uma vez que 5-10% dos casos apresentam o risco de tumores, o doente necessitará de mais investigações, como técnicas de ressonância magnética, para excluir a patologia subjacente.[75]

Várias revisões sistemáticas da Cochrane demonstraram que o tratamento médico mais eficaz da nevralgia do trigémeo é a carbamazepina. A dose é gradualmente titulada até atingir um nível terapêutico que proporcione alívio ao doente (dose máxima de manutenção de 600 a 1200 mg/dia em regime de dose dividida). A fenitoína é um medicamento de segunda linha que não é tão eficaz como a carbamazepina no tratamento da nevralgia do trigémeo.

O tratamento cirúrgico inclui bloqueios com álcool, neurectomia, gangliólise por radiofrequência, criocirurgia do nervo periférico à saída do forame e compressão microvascular. Os riscos associados às opções cirúrgicas devem ser compensados pelos benefícios e têm morbilidade, mortalidade e recorrência associadas [76]

4.8 Dor facial crónica idiopática

A dor facial idiopática crónica (persistente), anteriormente denominada dor facial atípica, é uma dor facial persistente descrita como uma dor contínua e diária que afecta um lado da face. A dor é descrita como dolorosa, pesada, incómoda, por vezes latejante ou lancinante. O diagnóstico não pode ser feito até que todas as outras possibilidades sejam excluídas.

Os exames não revelam quaisquer anomalias ou possíveis causas. Uma história psicossocial relevante é importante, uma vez que os factores associados relacionados com o stress, a ansiedade, a depressão, os problemas de sono, a situação profissional, a vida familiar e o estado civil podem estar a contribuir para a dor.

Exame

A dor pode ser vaga, ocorrendo durante todo o dia, todos os dias, e pouco localizada. A dor está frequentemente presente há anos, sem factores que a provoquem ou aliviem. O exame clínico não identifica qualquer patologia e será inconsistente com a história da queixa. Os testes de vitalidade são inconsistentes e variáveis. O sono não é afetado e os doentes podem descrever a dor como atravessando a linha média. O doente pode ter uma lista pormenorizada de horas, datas e uma lista escrita de problemas.

Gestão

Encaminhamento para um especialista em dor ou psiquiatra adequado, uma vez eliminadas todas as causas locais e sistémicas, como as dentárias, orais, faciais, sinusais, neuropáticas e intracranianas.[49]

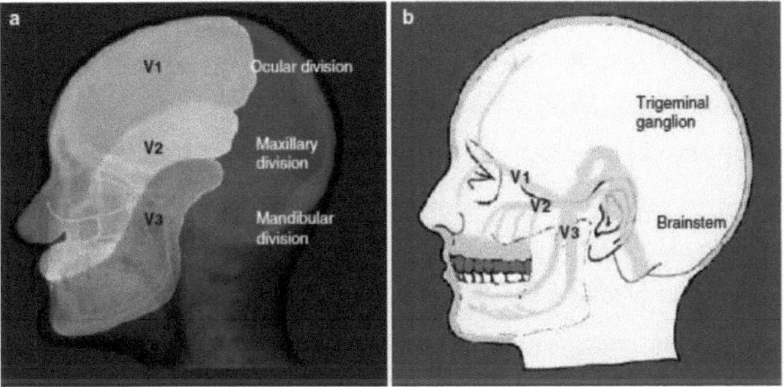

Fig 4.5(a) Representação esquemática do nervo trigémeo e da sua inervação da face. (b) Nota: O ramo oftálmico inerva o olho, a sobrancelha, a testa e a porção frontal do couro cabeludo. J '2 Ramo maxilar *que inerva o lábio superior, os dentes maxilares, as gengivas, a bochecha, a pálpebra inferior e a parte lateral do nariz. V3 Ramo mandibular que alimenta o lábio inferior, os dentes mandibulares, as gengivas e a parte lateral da língua, abrangendo também uma área estreita que se estende desde o maxilar inferior, à frente da orelha, até à parte lateral da cabeça. A nevralgia do trigémeo (NT), também designada por tique douloureux, é uma doença dolorosa crónica que afecta o trigémeo ou quinto nervo craniano, um dos maiores nervos da cabeça. A perturbação causa uma dor extrema, esporádica, súbita, em queimadura ou tipo choque, que dura entre alguns segundos e 2 minutos por episódio. Estes ataques podem ocorrer numa sucessão rápida. A intensidade da dor pode ser física e mentalmente incapacitante.*

4.9ODONTALGIA TÍPICA

Trata-se de uma forma de dor facial atípica em que o doente atribui a dor sentida aos dentes. Por definição, trata-se de uma dor de dentes de causa desconhecida. A condição tem sido referida como dor de dente fantasma. Normalmente, estes doentes estão convencidos de que a sua dor provém de um dente. A etiologia é desconhecida, mas está frequentemente associada a um traumatismo prévio ou a uma inflamação na região. Vários procedimentos dentários, tais como tratamentos de canal ou extracções, terão sido realizados antes de ser feito um diagnóstico, numa tentativa de proporcionar alívio ao paciente exigente que se encontra no seu limite. Muitas vezes, quando o tratamento falha, o paciente insiste em continuar o tratamento noutros dentes adjacentes.

Exame

A odontalgia atípica descreve a dor como sendo surda, dolorosa e persistente e bem localizada a um dente ou área em particular. A dor de dentes está presente há meses ou anos, sem qualquer alteração das suas caraterísticas. O exame clínico com testes de vitalidade adequados e exames radiográficos não revelam qualquer patologia óbvia. Os estímulos térmicos, como o calor e o frio, e a sensibilidade à percussão não provocam consistentemente a dor de dentes.

Gestão

Interromper todo o tratamento e consultar um especialista em endodontia para excluir qualquer patologia dentária. Não existem tratamentos eficazes conhecidos para estes doentes, embora a terapia medicamentosa com antidepressivos tricíclicos tenha sido utilizada com algum sucesso.[77]

5. RADIOLOGIA ENDODÔNTICA

A radiografia forneceu informações úteis sobre a presença, localização e extensão da lesão peri-radicular, a anatomia dos canais radiculares, a proximidade de estruturas anatómicas adjacentes e a determinação do comprimento de trabalho que permitem a realização de procedimentos de limpeza, moldagem e obturação com um grau de certeza, simplicidade e precisão.

5.1 Radiologia e Endodontia

O Professor Wilhelm Conrad Rontgen foi um físico alemão que, em 8 de novembro de 1895, produziu e detectou radiação electromagnética numa gama de comprimentos de onda. Esta descoberta conduziu à utilização de raios X, que é uma ferramenta integral e essencial utilizada na endodontia moderna. Em 1899, o Dr. Charles Edmund Kells foi um dos primeiros dentistas a utilizar os raios X e um fio de chumbo colocado num incisivo central superior fracturado para determinar o comprimento de trabalho.[81] A radiografia forneceu informações úteis sobre a presença, localização e extensão da lesão perirradicular, a anatomia dos canais radiculares, a proximidade de estruturas anatómicas adjacentes e a determinação do comprimento de trabalho que permitem a realização de procedimentos de limpeza, moldagem e obturação com um grau de certeza, simplicidade e precisão. A radiografia intra-oral convencional, captada em películas de raios X ou sensores digitais, proporcionou aos clínicos uma modalidade de imagiologia de alta resolução que tem sido utilizada há muitos anos. [82]Recentemente, tem havido um debate considerável sobre se as técnicas de imagiologia mais recentes, como a tomografia computorizada de feixe cónico (CBCT), devem ser o novo padrão de tratamento.[83] A principal preocupação relativamente à TCFC pré-operatória padrão está relacionada com a radiação ionizante adicional. A dose de radiação efectiva para os doentes quando se utiliza a TCFC, em comparação com a radiografia convencional, é muito mais elevada, e o benefício para o doente deve ser ultrapassado por quaisquer riscos potenciais para ser justificado. A dose de radiação deve ser mantida tão baixa quanto razoavelmente possível (ALARA).[80]

5.2 EQUIPAMENTO DE SÉRIE

5.2.1 *Fonte de raios X*

Os aparelhos de raios X intra-orais podem ser utilizados tanto para a radiografia convencional com película simples como para a radiografia digital.

5.2.2 *Seleção de filmes*

Para a radiografia intra-oral convencional, as velocidades de película disponíveis são a velocidade D, a velocidade E e a velocidade F, sendo a velocidade F a mais rápida. A utilização de uma película mais rápida resulta numa redução de até 50 % da exposição do paciente sem comprometer a qualidade do diagnóstico. As velocidades de película inferiores à velocidade E não devem ser utilizadas para radiografias dentárias. A radiografia digital consiste em placas de imagem ou sensores, que estão disponíveis exatamente nos mesmos tamanhos que as películas convencionais.

5.2.3 *Colimação*

A colimação limita a quantidade de radiação, tanto primária como dispersa, a que o doente é exposto. Um colimador retangular diminui a dose de radiação até cinco vezes em comparação com um colimador circular, pelo que o equipamento radiográfico deve proporcionar uma colimação retangular para a exposição de radiografias periapicais e bitewing. A utilização de uma distância longa entre a fonte e a pele, até 40 cm, em vez de distâncias mais curtas de 20 cm, diminui a exposição do doente em 10-25 %.

5.2.4 *Filtragem de feixes*

O potencial de funcionamento das máquinas de raios X afecta a dose de radiação e a radiação retrodifundida. Tensões mais elevadas produzem imagens com menor contraste que permitem uma melhor separação de objectos com densidades diferentes. O potencial de funcionamento dos aparelhos de raios X dentários deve variar entre 60 e 80 kVp.

5.2.5Equipamento de proteção dos doentes

Os aventais de chumbo são equipamento de proteção do doente que minimiza a exposição à radiação dispersa. Se todas as recomendações de proteção contra as radiações forem implementadas, teoricamente não deverá ser utilizado um avental de chumbo. Para evitar a ocorrência de fissuras no escudo de chumbo, os profissionais devem certificar-se de que todos os aventais de chumbo estão pendurados e não dobrados.

5.2.6 Suportes de película

Recomenda-se a utilização de suportes de película que alinhem a película com precisão com o feixe colimado, tanto para radiografias periapicais como de bitewing, reduzindo a distorção geométrica. Recomenda-se a utilização de dispositivos de suporte de película esterilizáveis a quente para um controlo ótimo das infecções. Os médicos dentistas não devem segurar o dispositivo de orientação do feixe durante a exposição. Ao eliminar o dedo do doente do campo de raios X e qualquer potencial de deslocação da película, estes dispositivos ajudam a minimizar as repetições, reduzem a exposição à radiação e facilitam o posicionamento correto da película, tanto para o doente como para o médico (.Fig. 5.1.)

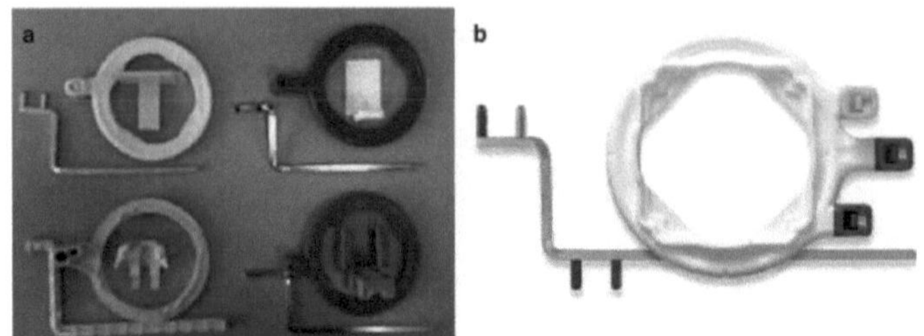

Fig 5.1 Fotografias que demonstram dispositivos de suporte de filmes paralelos disponíveis no mercado. Note-se ***(a)*** *posterior (amarelo), anterior (azul) e o suporte de endo-radiografia (castanho e verde).(b) O sistema de posicionamento do braço e do anel XCP-ORA One Conveniente para radiografias anteriores (azul), posteriores (amarelo) e bitewing (vermelho)*

Estão disponíveis vários dispositivos comerciais que posicionam a película paralelamente e a várias distâncias dos dentes, incluindo o sistema Snapex da Dunvale, o suporte de película endodôntica EndoRay II, o suporte de película Uni-Bite, o suporte de película Snap-A-Ray e o suporte de película do sistema Snapex com dispositivo de mira.

O EndoRay foi concebido para ajudar o médico a fixar películas de trabalho paralelas com o grampo do dique de borracha no lugar. Geralmente, todos estes suportes têm um dispositivo de orientação do feixe de raios X para uma relação correta entre o feixe e a película e um bloco de mordida modificado e um suporte de película para um posicionamento correto sobre ou à volta do grampo do dique de borracha.

5.2.7 Exposição e processamento da película

As definições de exposição e os procedimentos de processamento da película afectam a qualidade da imagem radiográfica. O operador tem de definir as definições de amperagem e tempo de exposição das radiografias dentárias para obter uma qualidade óptima. A escuridão da imagem resultante (densidade) depende da quantidade e qualidade da radiação fornecida, do tamanho do objeto (espessura) e dos procedimentos de revelação e processamento.

A radiografia convencional com película simples requer um processamento rigoroso de acordo com as instruções do fabricante no que respeita ao tempo, à temperatura e à química (soluções de revelação e de fixação) (Fig. 5.2)

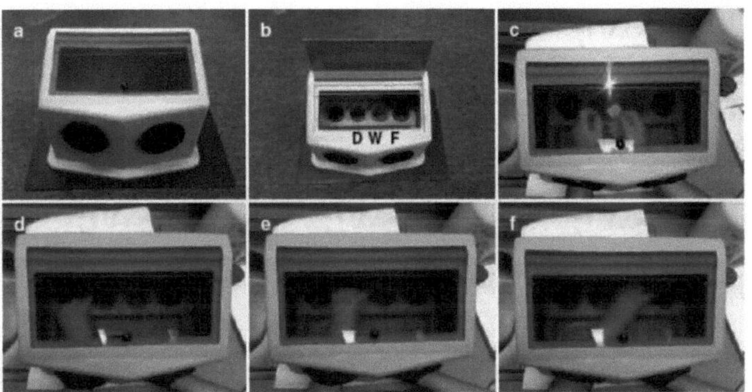

Fig. 5.2 Fotografias clínicas que demonstram o procedimento de processamento de película utilizando a radiografia convencional de película plana. Note-se (a, b) a caixa de processamento manual de película do lado da cadeira com filtro vermelho rubi para garantir que as radiografias são reveladas com segurança sob luz normal. Os copos cobertos de plástico contêm revelador, fixador e água (D, W, F). (c -f) Processo de processamento da película efectuado de acordo com o método tempo/temperatura. O processamento manual da película consiste em revelação, enxaguamento, fixação, lavagem e secagem

Por uma questão de conveniência na produção de películas de trabalho em endodontia, estão disponíveis métodos de processamento rápido para produzir películas relativamente boas em menos de 1-2 minutos. O grau de contraste de densidade) na utilização de produtos químicos de processamento rápido é inferior ao obtido com técnicas convencionais; as radiografias têm qualidade de diagnóstico suficiente para serem utilizadas em películas de tratamento que são obtidas em menos tempo. As soluções de processamento rápido estão disponíveis comercialmente, mas tendem a variar em termos de prazo de validade, vida útil do depósito e produção de películas de qualidade permanente.

Recomenda-se que, depois de uma imagem ter sido avaliada, esta seja devolvida ao fixador durante mais 10 minutos e, em seguida, lavada durante 20 minutos e seca. Isto destina-se a garantir que todas as radiografias tiradas durante o tratamento endodôntico são preservadas como parte do registo permanente do doente.

Tanto a folha de chumbo da embalagem do fi lm como as soluções de processamento do fi lm (solução fixadora) podem conter resíduos perigosos, que devem ser eliminados de forma adequada.

Controlo da infeção

As políticas universais normalizadas de controlo de infecções devem ser respeitadas durante a exposição de radiografias dentárias. Antes de expor a película, todo o equipamento deve ser preparado e o doente ajustado de acordo com a posição ideal da cadeira e da cabeça. Durante a exposição da película e o manuseamento de objectos contaminados, devem usar-se sempre luvas. Devem ser sempre utilizadas películas com proteção de barreira e suportes de película esterilizáveis pelo calor. Os sensores ou placas digitais devem ser cobertos com uma proteção de barreira adequada. O pacote de película deve ser seco após a exposição da película. A barreira protetora utilizada na radiografia convencional ou digital deve ser removida cuidadosamente para evitar mais contaminação cruzada. O conteúdo não contaminado do pacote de película ou do sensor de película pode então ser manuseado sem luvas ou outras precauções.

5.2.8Visualização de imagens

Os médicos devem visualizar as radiografias em condições de visualização adequadas. Recomenda-se um visualizador iluminado para otimizar as áreas de alta e baixa densidade numa radiografia convencional em película simples. Recomenda-se a ampliação quando necessário. É necessário um computador e um monitor de alta resolução para processar e visualizar as imagens digitais adquiridas. Muitas vezes, o software fornecido com o sistema de radiografia digital instalado possui ferramentas básicas de processamento de imagens para permitir o ajuste, bem como ferramentas de anotação e medição. Recomenda-se que se assegure que o software de radiografia digital é compatível com o software interno de gestão da clínica utilizado e que a integração das imagens radiográficas é viável sem causar conflitos na rede.

Pode ser necessário adquirir suportes de receptores de imagem adicionais ou dispositivos de posicionamento que tenham sido adaptados a uma determinada marca de sensor de imagem digital utilizado. Para os sistemas de placas de fósforo, podem ser utilizados dispositivos convencionais de posicionamento da película, tais como os dispositivos de fixação de película Rinn XCP (Dentsply Rinn, Elgin). Dispositivos como o suporte de película Snap-A-Ray (Dentsply) ou hemostáticos podem danificar as placas, resultando em mais despesas e substituições.[82]

5.3 RADIOGRAFIA DE FILME SIMPLES

As radiografias são um componente integral de todas as fases da terapia endodôntica. Ajudam no diagnóstico e nas várias fases do tratamento e ajudam a avaliar se o tratamento efectuado

O tratamento do canal radicular depende da capacidade clínica de obter radiografias exactas. O tratamento dos canais radiculares depende da capacidade clínica de obter radiografias exactas, pelo que é necessário dominar técnicas radiográficas que produzam filmes com a máxima qualidade de diagnóstico. A perícia na interpretação radiográfica é obrigatória para a compreensão das limitações inerentes a técnicas específicas e para o reconhecimento de desvios da norma, nomeadamente patologia não odontogénica que pode simular uma lesão endodôntica.

A película radiográfica intra-oral convencional detecta, armazena e apresenta a imagem radiográfica que representa a sombra de raios X das estruturas internas dos pacientes. Este processo baseia-se na interação dos fotões de raios X com os electrões dos cristais de brometo de prata na emulsão da película. Quando a película é exposta aos fotões de raios X, os cristais de halogeneto de prata são sensibilizados, produzindo uma imagem latente. Durante a fase de revelação, os cristais de halogeneto de prata sensibilizados tornam-se negros, transformando a imagem latente numa imagem visível. A película radiográfica produzida pode ter uma distribuição de densidade contínua, limitada pelos valores máximo e mínimo de densidade (preto e branco). Cada densidade ótica entre o máximo e o mínimo está relacionada com a quantidade de luz que atravessa a película num determinado local. Com base nesta escala de densidade contínua, as imagens convencionais baseadas em película radiográfica são conhecidas como imagens analógicas.

5.3.1 Radiografia periapical

A radiografia periapical descreve técnicas intra-orais para mostrar dentes individuais e as estruturas circundantes à volta dos ápices e tem sido considerada a radiografia primária de eleição quando se efectua endodontia. Os ângulos de paralelismo e de bissecção são duas técnicas normalmente utilizadas na radiografia periapical. A primeira é o método preferido, proporcionando menos distorção da imagem, garantindo um elevado grau de reprodutibilidade e reduzindo o excesso de radiação para o doente, devendo ser sempre tentada em primeiro lugar. O último pode ser reservado para pacientes incapazes de acomodar o posicionamento necessário para uma verdadeira técnica de paralelismo, incluindo pacientes com abóbadas palatinas baixas e crianças. Esta técnica é propensa à distorção da imagem e à radiação excessiva devido ao aumento das angulações, resultando na exposição desnecessária de estruturas adjacentes da cabeça e do pescoço, como os olhos e a glândula tiroide.

5.3.2 Radiografia de bitewing

As radiografias de bitewing paralelas também são um complemento útil no trabalho endodôntico inicial, fornecendo
informações adicionais que descrevem as coroas dos dentes, os contactos interproximais e a altura e relação da crista alveolar. Podem ser reveladas outras informações de diagnóstico, tais como o estado das restaurações, a extensão das cáries, a presença de calcificações pulpares, defeitos de reabsorção radicular cervical externa e a anatomia da câmara pulpar coronal. Estas informações são úteis não só para determinar a avaliação pré-endodôntica do dente e a capacidade de restauração global, mas também para ajudar a planear e corrigir a execução de qualquer procedimento de canal radicular proposto

5.3.3 Técnica de ligação em paralelo

Do ponto de vista endodôntico, a técnica de paralelização produz a radiografia perirradicular mais precisa. Também conhecida como técnica *do cone longo* ou *do ângulo reto*, produz imagens melhoradas. O nome da técnica, desenvolvida por Gordon M. Fitzgerald, deve-se ao facto de o objeto (dente), o recetor (pacote de película) e o dispositivo de posicionamento da película serem mantidos em planos paralelos. Esta técnica permite uma reprodução mais precisa das dimensões do dente, melhorando a determinação do comprimento do dente e a relação com as estruturas anatómicas circundantes.

Além disso, a técnica de paralelismo reduz a possibilidade de ruído anatómico, como a sobreposição dos processos zigomáticos sobre os ápices dos molares superiores. Uma película mais angulada, como as produzidas por meio da técnica do ângulo bissectante, tem maior probabilidade de resultar em distorção e sobreposição. Se for corretamente utilizada, a técnica do paralelismo fornecerá ao clínico películas com o mínimo de distorção, o mínimo de sobreposição e a máxima nitidez (Fig. 5.3)

1. O pacote de película (película simples ou sensor digital) é colocado num suporte e posicionado na boca paralelamente ao longo eixo do dente a ser investigado.

2. Para incisivos e caninos (maxilar e mandibular), deve ser selecionado um suporte de película anterior com um pacote de película pequeno (22 × 35 mm). Para os dentes posteriores (maxilares e mandibulares), seleciona-se um suporte posterior (esquerdo ou direito) com um pacote de película grande (31 × 41 mm).

3. O posicionamento do pacote de película depende do dente que está a ser investigado. Para incisivos maxilares

Nos incisivos e caninos inferiores, a película é posicionada suficientemente posterior para permitir que a sua altura seja acomodada pela abóbada do palato. Os incisivos e caninos mandibulares requerem que o pacote de película seja posicionado no pavimento da boca, aproximadamente em linha com os caninos inferiores ou primeiros pré-molares.

4. A cabeça do tubo de raios X é então apontada em ângulos rectos (vertical e

horizontalmente) tanto para o dente como para o pacote de película.

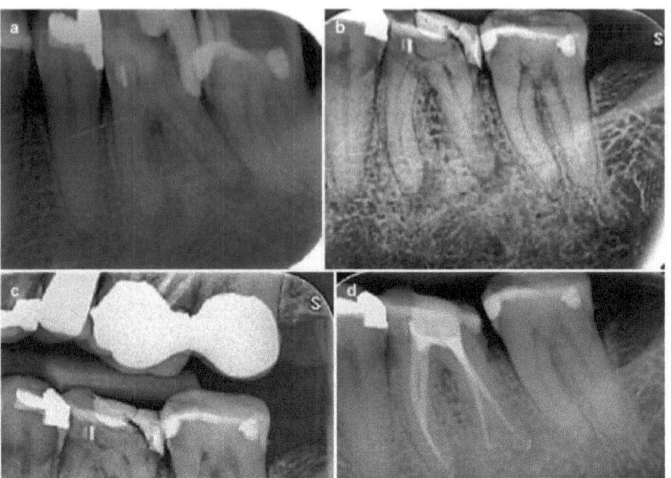

Fig 5.3 Vistas radiográficas convencionais mostrando (a) vista em ângulo de bissecção com alongamento (fornecida pelo dentista que fez a consulta), (b) vista paralela pré-operatória tirada por mim, (c) radiografia bitewing pré-operatória e (d) vista paralela pós-operatória de um caso endodôntico concluído.

5.3.4 Técnica da bissetriz-angle

A técnica do ângulo de bissecção pode ser utilizada quando não existe outra alternativa devido a configurações anatómicas difíceis ou a problemas de gestão do doente. A base desta técnica é colocar a película diretamente contra os dentes sem deformar a película. Devido à natureza inerente dos dentes, quando uma película é colocada nesta posição, existe um ângulo óbvio entre o plano da película e o eixo longo dos dentes. Isto resulta em distorção, porque o dente não está paralelo à película. Se o feixe de raios X for direcionado para um ângulo reto em relação à película, a imagem na película será mais curta do que o dente real (por exemplo, encurtada). Se o feixe for direcionado perpendicularmente ao eixo longo dos dentes, a imagem será muito mais comprida do que o dente (por exemplo, alongada). Assim, ao direcionar o feixe central perpendicularmente a uma linha imaginária que divide o ângulo entre o dente e a película, o comprimento da imagem do dente na película deve ser igual ao comprimento real do dente. Esta distorção aumenta ao longo da imagem em direção à sua extensão apical. A técnica produz um potencial de erro adicional, porque o clínico deve imaginar a linha que divide o ângulo (um ângulo que, por si só, é difícil de avaliar). Além disso, a falta de reprodutibilidade torna difícil para o clínico reproduzir radiografias com angulações semelhantes para avaliar os controlos radiográficos durante as fases do tratamento endodôntico e a cicatrização após a conclusão. (Fig. 5.4)

Uma das principais limitações das radiografias intra-orais é a sua incapacidade de detetar destruição óssea ou patologia quando esta se limita ao osso esponjoso. Estudos comprovaram que as radiolucências geralmente não se tornam aparentes numa radiografia, a menos que tenha havido erosão da placa cortical. Este fator deve ser considerado na avaliação de dentes que se tornam sintomáticos mas que não apresentam alterações radiográficas óbvias.[89]

5.4 RADIOGRAFIA DIGITAL

Na radiografia digital, um sensor de imagem substitui a película radiográfica convencional. Os sensores de radiografia digital dentária podem ser divididos em placas de fósforo de armazenamento (SPP), também chamadas placas de fósforo fotoestimuláveis (PSP), e dispositivos de silício, como os dispositivos de carga acoplada (CCD).

As placas de fósforo são semelhantes em tamanho e espessura à película radiográfica convencional. Para efeitos de controlo de infecções, a placa é colocada numa bolsa de plástico, que é selada, impedindo o contacto com fluidos orais. Quando é efectuada uma radiografia, a placa de fósforo armazena a imagem latente nos cristais de fósforo. A placa pode ser retirada da boca do doente, a bolsa de plástico é eliminada e a placa é colocada num scanner a laser. Um feixe de laser percorre sequencialmente a placa e os electrões armazenados são libertados sob a forma de luz visível, que é quantificada. O sinal analógico é então convertido numa imagem digital, que pode ser visualizada num monitor de computador.

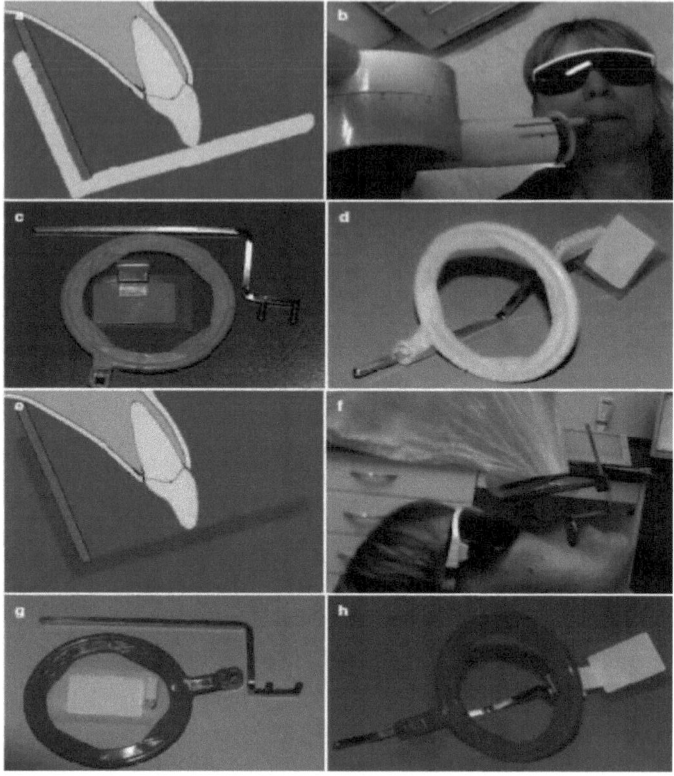

Fig. 5.4 Vistas radiográficas convencionais mostrando (a) vista em ângulo de bissecção com alongamento (fornecida pelo dentista responsável), (b) vista paralela pré-operatória tirada por mim, (c) radiografia bitewing pré-operatória e (d) vista paralela pós-operatória de um caso endodôntico concluído. Note-se que o paralelismo ao longo de todo o processo assegura a exatidão na avaliação dos resultados pré-operatórios e pós-operatórios para comparação e futuras consultas de revisão para avaliar a cicatrização das lesões periapicais

A outra desvantagem principal é que as próprias placas de fósforo podem ser facilmente danificadas, o que resulta em artefactos em quaisquer imagens tiradas com a placa danificada.

Os dispositivos de carga acoplada (CCD) (Fig. 5.5) incluem um sensor ligado a um cabo, que é ligado diretamente a um computador. O sensor, que pode ser bastante volumoso em comparação com a película convencional e o PSP, é colocado na boca do doente, pronto a ser exposto com raios X convencionais. O CCD inclui uma matriz de pixels (poços de electrões) num chip de silício. A energia dos raios X é convertida num número proporcional de electrões, que são depositados nos poços de electrões. Os electrões são transferidos para um amplificador de leitura (acoplamento de carga) como um sinal analógico, que é convertido num sinal digital. Este sinal digital é convertido numa imagem, quase instantaneamente, no monitor do computador, o que é visto como uma vantagem. As principais desvantagens deste sistema são os sensores volumosos, que podem não ser bem tolerados pelos doentes, e o risco de danificar o cabo. O custo da substituição do sensor ou do cabo é significativo quando comparado com o custo das placas de fósforo.

Uma imagem digital é composta por um conjunto de células ordenadas em linhas e colunas. Três números (coordenada x, coordenada *y* e valor de cinzento) caracterizam cada célula. O valor de cinzento é um número que corresponde à intensidade dos raios X nesse local durante uma determinada exposição de

o sensor. As células individuais são conhecidas como "elementos de imagem", que foram abreviados para "pixéis".

A cada pixel é atribuído um número, que é armazenado num ficheiro de imagem no computador. Como resultado, as imagens armazenadas em ficheiro podem ser manipuladas por operações matemáticas para alterar os valores individuais dos pixels, o que pode ter um efeito desejado na imagem.

Está disponível software específico para o profissional alterar as imagens, ajustando o brilho e o contraste, o que pode permitir correcções a um filme sobreexposto ou subexposto. Os ajustes efectuados ao contraste e à densidade podem permitir uma maior manipulação, tornando as estruturas mais visíveis em alguns casos. Outras ferramentas de processamento de imagem disponíveis incluem a capacidade de medir com precisão os comprimentos dos canais radiculares e definir distâncias como a coroa do dente até à junção cimento-esmalte. Outras ferramentas úteis incluem a possibilidade de inversão da escala de cinzentos, resultando numa imagem negativa, o melhoramento das margens e a capacidade de ampliar qualquer parte de uma imagem.[64]

A radiografia de subtração digital é um método sensível para detetar alterações na densidade radiográfica ao longo do tempo. Na endodontia, a radiografia de subtração digital pode ser especialmente útil para avaliar a cicatrização óssea após a conclusão do tratamento. Por definição, a radiografia de subtração requer que duas imagens tenham uma geometria de imagem quase idêntica. (Fig. 5.6)

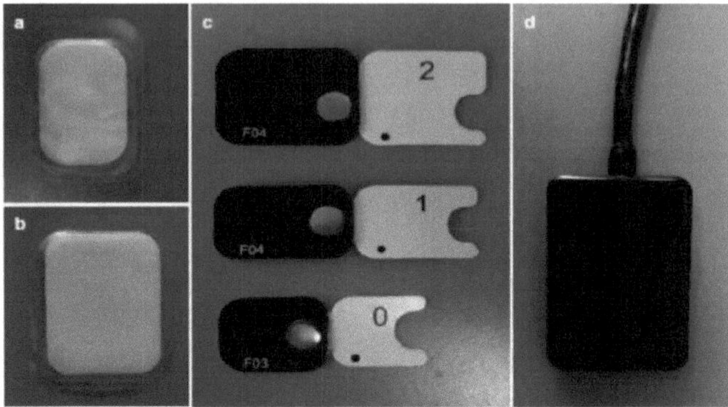

Fig. 5.5 Fotografias demonstrando (a, b) pequenos e Iargeflmpackets convencionais, (c) placas de fósforo de armazenamento (SSP) e (d) dispositivo de acoplamento de carga (CCD) utilizando um sensor ligado a um cabo diretamente ao computador

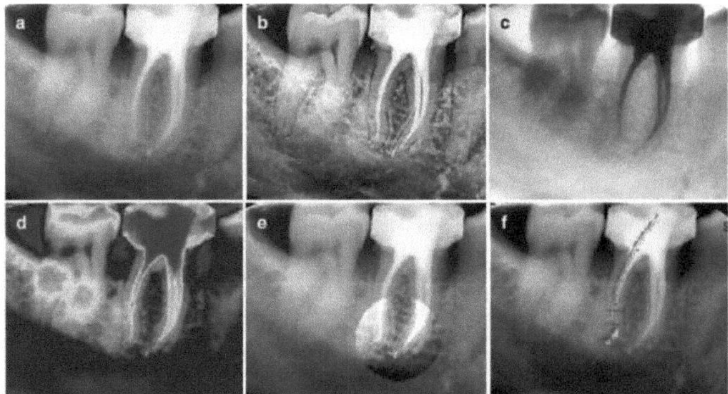

Fig 5.6 Radiografias clínicas obtidas com placas de fósforo. Note-se (a) a vista pré-operatória inalterada, (b) a vista com imagem melhorada, a vista com nitidez (c) a vista positiva, (d) a aplicação de cor, (e) a vista com lanterna e (f) as ferramentas de medição

Dispositivos de posicionamento e registos especializados ajudam a fazer corresponder as imagens. A imagem subtraída é uma composição das imagens, representando as suas variações de densidade. Ao subtrair todas as estruturas anatómicas que não se alteraram entre os exames radiográficos, as alterações na informação de diagnóstico tornam-se mais fáceis de interpretar.[91]

5.5 *TOMOGRAFIA COMPUTORIZADA DE FEIXE CÓNICO*

A tomografia computorizada de feixe cónico (CBCT) é um sistema de imagiologia extra-oral relativamente recente que foi especificamente desenvolvido para produzir imagens 3D sem distorções do esqueleto maxilofacial com doses de radiação consideravelmente inferiores às da TC convencional. Todo o volume de dados 3D que é adquirido para a CBCT é feito através de uma única varredura do scanner, utilizando uma relação direta simples entre o scanner e a fonte, que pode rodar em torno da cabeça do doente. O feixe de raios X tem a forma de um cone, captando um volume de dados cilíndrico ou esférico identificado como o campo de visão. Estas máquinas de CBCT modem são especificamente concebidas para se adaptarem aos consultórios dentários em termos de espaço necessário, ocupando o mesmo espaço ou até mais pequeno do que as máquinas panorâmicas do passado.

As imagens típicas podem ser visualizadas nos planos axial, sagital ou coronal e simultaneamente, se desejado. (Fig. 5.7) Uma vista 3D exacta do dente ou da área circundante de interesse pode ser visualizada depois de os volumes de dados serem reconstruídos utilizando software apropriado. As fatias podem ser selecionadas de acordo com o ruído anatómico presente (sobreposição de estruturas anatómicas, osso alveolar, raízes adjacentes) e a capacidade de evitar a sua seleção em conformidade. A resolução das máquinas de TCFC da atual geração ainda não é a mesma em comparação com a radiografia convencional.

A resolução de uma imagem de CBCT é medida em termos de tamanhos de "voxel" (Fig. 5.8). Um voxel é uma série de pixéis 3D que constituem a imagem do volume. Ao contrário dos pixels, os voxels são isotrópicos, permitindo que os objectos dentro dos volumes sejam medidos com precisão nos diferentes planos. O tamanho do voxel determina a qualidade e os tempos de digitalização necessários para os volumes de CBCT (quanto mais pequeno for o tamanho do voxel, maior será o pormenor observado).[91]

5.6 A TÉCNICA DE DESLOCAMENTO DO TUBO

Na terapia endodôntica, a capacidade do clínico de reconhecer o espaço ou a região buco-lingual

A identificação da relação espacial de um objeto no interior do dente ou do alvéolo pode ser vantajosa. A técnica utilizada para identificar a relação espacial de um objeto é designada *por técnica de deslocamento do tubo.* Outros nomes sinónimos deste procedimento são a *regra do objeto vestibular* ou *SLOB* (same lingual, opposite

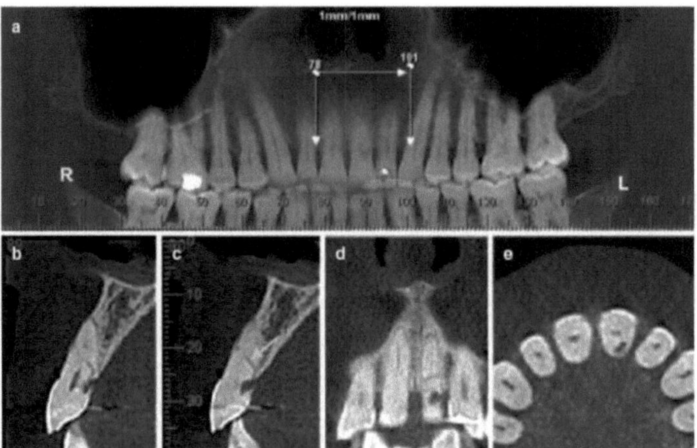

Fig. 5.7 Imagens de tomografia computorizada de feixe cónico realçando uma das muitas vantagens que uma digitalização 3D tem para oferecer em comparação com a radiografia plana convencional. (a) Este doente em particular tinha uma lesão de reabsorção radicular cervical externa associada ao dente 21. (b-e) A extensão exacta e a posição da lesão em três dimensões podem ser visualizadas, ajudando a avaliação pré-operatória e a determinar se é possível uma abordagem cirúrgica. Note a evidência de uma fratura radicular incompleta que também foi demonstrada (seta amarela)

vestibular). A aplicação correta da técnica permite ao clínico localizar canais ou raízes adicionais, distinguir entre objectos que foram sobrepostos e distinguir entre vários tipos de reabsorção. Também ajuda o clínico a determinar a posição buço-lingual de fracturas e defeitos de perfuração, a identificar a localização precisa de objectos estranhos e a localizar pontos de referência anatómicos em relação ao ápice da raiz, como o canal mandibular ou o forame mental.

O princípio estabelece que o objeto mais próximo da superfície bucal parece mover-se na direção oposta ao movimento do cone ou da cabeça do tubo, quando comparado com um segundo filme. Os objectos mais próximos da superfície lingual parecem mover-se (numa película) na mesma direção em que o cone se moveu, daí a regra "mesmo lingual, oposto bucal" (fig. 5.9.)[87]

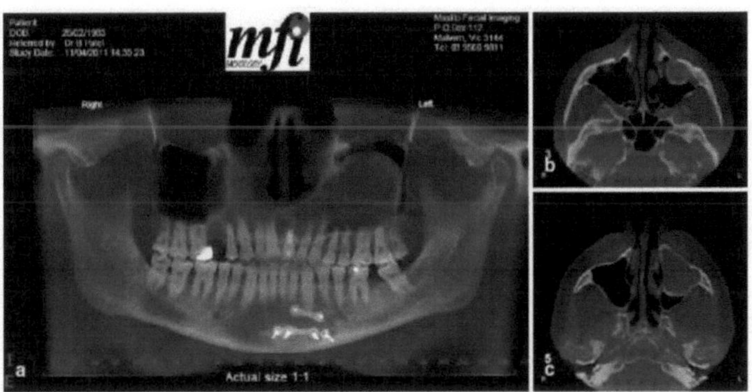

Fig 5.8 (a) TAC de feixe cónico que demonstra uma lesão extensa que ocupa o seio maxilar esquerdo, (b - c) Observar vistas axiais que demonstram cortes em vários pontos que confirmam a extensão da lesão. Este tipo de exame permite que qualquer abordagem cirúrgica seja realizada com maior confiança ao determinar a verdadeira extensão da lesão e quais as estruturas anatómicas que podem estar envolvidas

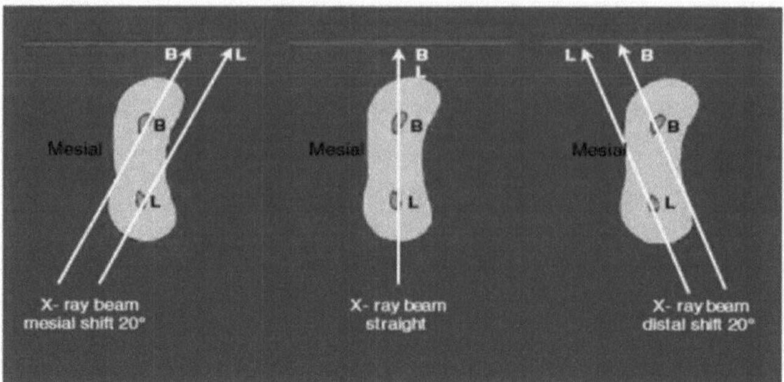

Fig. 5.9 Diagramas que representam a regra do objeto vestibular. Quando o feixe de raios X é dirigido em linha reta sobre os percursos dos canais vestibular e lingual, os canais aparecem sobrepostos e como um só. Quando a angulação do aparelho de raios X é ajustada mesialmente ou distalmente, os dois canais deixam de estar sobrepostos. Quando a angulação do aparelho de raios X é conhecida, o objeto lingual (o que está mais afastado da radiografia) é deslocado na mesma direção que os raios X. B vestibular, L lingual

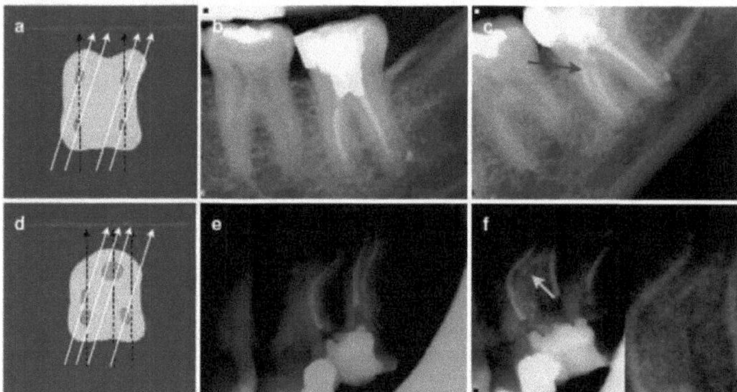

Fig. 5.10 Casos clínicos que demonstram a mudança de tubo relativamente à anatomia distintiva. Observar ***(a-c) o*** *segundo molar inferior permanente. Quando o tubo é deslocado na direção mesial, o canal lingual pode ser visto (seta vermelha). (d -f) Segundo molar superior esquerdo demonstrando deslocamento mesial do tubo distinguindo o canal MB2 adicional (seta amarela)*

(Fig. 5.10)) mostra a posição do ápice da raiz mesial do segundo molar inferior e como a implementação das regras do objeto vestibular permite a diferenciação das raízes mesiobucais e mesio-linguais. A primeira radiografia mostra a sobreposição das duas raízes mesiais; neste caso, a cabeça do tubo foi posicionada para uma vista direta. Na segunda radiografia, a cabeça do tubo foi deslocada mesialmente, e o feixe foi direcionado para o dente a partir de uma angulação mais mesial. Neste caso, a raiz mesio-lingual (amarela) moveu-se mesialmente em relação à primeira radiografia, e a raiz mesio-bucal moveu-se distalmente em relação ao dente.

Estas relações radiográficas confirmam que o objeto lingual (canal mesio-lingual) se move na mesma direção em relação à cabeça do tubo e que o objeto vestibular (canal mesio-bucal) se move na direção oposta do tubo radiográfico.

Assim, de acordo com a regra, o objeto mais afastado (ou seja, mais vestibular) da película é o que se move mais longe na

a película em relação a uma mudança na angulação horizontal do cone de radiografia.

1. Deve ser adoptada uma técnica de paralelização do cone longo de diagnóstico em linha reta, de modo a que o cone de raios X seja apontado perpendicularmente aos eixos facial e longo do dente (Fig. 5.11).
2. Uma segunda imagem angulada mesialmente pode ser obtida apontando horizontalmente o feixe de raios X até 30° mesialmente ao ângulo reto e perpendicularmente ao eixo longo do dente.
3. À medida que a cabeça do tubo de raios X é movida de posterior para anterior, os objectos visualizados na película que se encontram nos aspectos linguais (raízes palatinas ou raízes linguais mesiais ou raízes linguais distais) serão posicionados mesialmente na radiografia (a mesma posição do tubo da cabeça).[91]

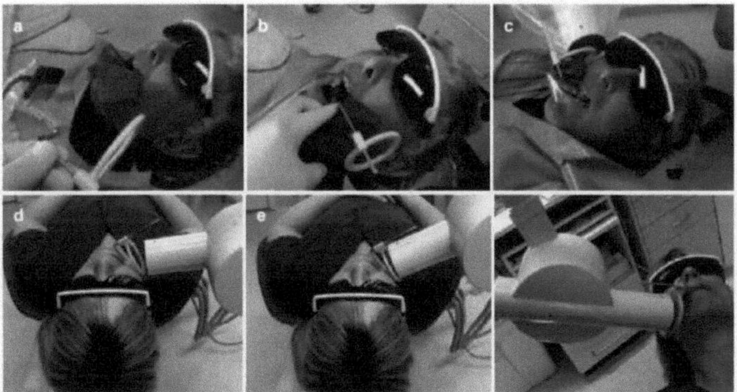

Fig. 5.11 (a-e) Fotografias clínicas que demonstram a colocação de um suporte de película paralelo utilizando um dispositivo CCD e deslocações do tubo para permitir a diferenciação de objectos anatómicos na radiografia

5.7 DIAGNÓSTICO DIFERENCIAL DAS LESÕES RADIOLÚCIDAS E RADIOPACAS DOS MAXILARES

Muitas estruturas anatómicas e lesões osteolíticas podem ser confundidas com patologias peri-radiculares. Entre as estruturas anatómicas mais frequentemente mal interpretadas encontram-se o forame mental e o
forame incisivo. Estas radiolucências podem ser diferenciadas de condições patológicas por exposições em diferentes angulações e por procedimentos de teste pulpar. As radiolucências não associadas ao ápice da raiz serão projectadas para longe do ápice, variando a angulação. Áreas radiolúcidas resultantes de trabeculação esparsa também podem simular lesões radiolúcidas. Nestes casos, estas áreas devem ser diferenciadas da lâmina dura e do espaço do ligamento periodontal.
Uma lesão osteolítica frequentemente mal interpretada é a displasia cementária peri-apical ou cementoma. A utilização de procedimentos de teste pulpar e de exames radiográficos de acompanhamento evitará o potencial erro de diagnosticar esta lesão como uma patose peri-radicular. O desenvolvimento desta lesão pode ser seguido radiograficamente desde a sua fase inicial, mais radiolúcida, até à sua fase madura ou mais radiopaca.

Outras radiolucências anatómicas que devem ser diferenciadas das patologias peri-radiculares são o seio maxilar, os canais nutritivos, a fossa nasal e a fossa lateral ou submandibular. Muitas condições sistémicas podem imitar ou afetar a aparência radiográfica do processo alveolar.[92]

6. ETIOLOGIA E PATOGÉNESE DA DOENÇA PULPAR E PERIAPICAL

A polpa dentária é um tecido conjuntivo especializado, totalmente envolvido por dentina, que consiste na periferia da polpa e na polpa propriamente dita. A polpa periférica pode ser distinguida em três outras zonas, incluindo a camada pseudo-estratificada de células odontoblásticas altamente diferenciadas produtoras de dentina, uma zona sub odontoblástica livre de células de 40 µm e uma zona rica em células.

6.1 COMPLEXO POLPA-DENTINA

A polpa dentária é um tecido conjuntivo especializado, inteiramente envolvido por dentina, que consiste na periferia da polpa e na polpa propriamente dita. A polpa periférica pode ser distinguida em três outras zonas, incluindo a camada pseudo-estratificada de células odontoblásticas altamente diferenciadas produtoras de dentina, uma zona sub-odontoblástica livre de células com 40 µm e uma zona rica em células. Os ramos terminais das fibras nervosas sensoriais e autonómicas estão localizados na zona subodontoblástica. O núcleo central da polpa é constituído principalmente por fibroblastos, fibras de colagénio e elastina, grandes vasos sanguíneos e feixes nervosos. Toda a polpa está embebida numa substância gelatinosa .[101]

Os odontoblastos são responsáveis pela produção de dentina mineralizada. A dentina é permeada por milhões de túbulos, cada um contendo um processo celular de um odontoblasto. Num dente completamente desenvolvido, os túbulos dentinários têm um diâmetro de 3 µm na periferia externa da dentina com uma densidade de aproximadamente 15.000/mm2. À medida que os túbulos dentinários convergem para a polpa, eles são mais compactados, com diâmetros reduzidos a 1 µm e uma densidade de 65.000/mm2 .[102]

O complexo dentina-polpa tem a capacidade de responder a estímulos e insultos microbiológicos, mecânicos, térmicos ou químicos, que são responsáveis pela inflamação na polpa. As agressões ligeiras podem resultar num aumento da dentinogénese como meio de um mecanismo de proteção, através do qual pode ocorrer um aumento da formação de dentina peri-tubular responsável pela formação de dentina esclerótica. A dentina terciária, de origem reacionária ou reparadora, também pode ser formada em resposta a lesões na dentina ou a produtos tóxicos que atingem o complexo dentino-pulpar. A dentina reactiva, tipicamente produzida por odontoblastos pré-existentes, pode ser uma resposta a uma cavidade recém-cortada ou uma resposta à interface restauradora. As células odontoblastóides recém-diferenciadas, por outro lado, formam dentina reparadora, quando o odontoblasto primário é irreversivelmente danificado. Os factores de crescimento, como o fator de crescimento transformador-β, são responsáveis pelo início da diferenciação dos odontoblastos e pela estimulação da formação de dentina. A libertação de factores de crescimento ocorre normalmente durante ataques cariosos ao dente e lesões sofridas após a preparação da cavidade e subsequente restauração do dente .[103]

6.2 PAPEL DAS BACTÉRIAS NA DOENÇA PERIAPICAL

A presença de organismos numa polpa dentária necrótica foi observada por Miller, mas o seu papel no desenvolvimento da periodontite apical só foi confirmado 70 anos mais tarde. A relação definitiva entre bactérias e doença periapical é creditada a Kakehashi e colegas, demonstrando que uma microbiota oral normal era necessária para produzir alterações patológicas resultantes de exposições experimentais da polpa não tratadas[103] . Numerosos estudos em humanos e animais confirmaram a importância da infeção bacteriana no desenvolvimento da periodontite apical. A natureza polimicrobiana da flora do canal radicular tem sido estudada extensivamente, e os anaeróbios obrigatórios, principalmente as bactérias Gram-negativas {*Prevotella* spp., *Porphyromonas* spp., *Fusobacterium* spp., *Veillonella* spp.) e algumas bactérias Gram-positivas {*Actinomyces* spp., *Propionibacterium* spp., *Peptostreptococcus* spp., *Eubacterium* spp.) têm sido sugeridas como possíveis agentes patogénicos. [104]Utilizando um modelo de macaco para avaliar a resposta periapical a infecções bacterianas indígenas, foi demonstrado que, ao longo do tempo, as espécies anaeróbias facultativas e os anaeróbios obrigatórios em combinação foram considerados capazes de induzir a inflamação. Verificou-se que as bactérias inoculadas em combinação nos canais radiculares tinham a capacidade de induzir alterações periapicais e, nesses casos, as bactérias foram reisoladas em proporções iguais às recuperadas na infeção primária.[105,106]

A incerteza sobre a origem bacteriana da doença periapical permitiu o estabelecimento de outras teorias etiológicas. Estas incluíam a teoria do tubo oco, que foi refutada, afirmando que o tecido pulpar necrótico e o fluido tecidular estagnado eram responsáveis pela irritação dos tecidos periapicais. O tecido pulpar necrótico, os produtos bacterianos e os vírus foram todos investigados, mas não foi encontrada qualquer prova causal definitiva.

6.3 VIA DE ENTRADA BACTERIANA NO SISTEMA DE CANAIS RADICULARES

O canal radicular representa um ambiente especial no qual as pressões selectivas resultam no estabelecimento de um grupo restrito da flora oral[107] . Este processo de seleção começa por um modo de entrada, que pode, em última análise, afetar o padrão de infeção no interior do canal radicular. As principais vias de contaminação pulpar são a comunicação aberta com os microrganismos da placa salivar, os túbulos dentinários expostos, a exposição cariosa através da coroa ou da raiz, os canais laterais, a microinfiltração, a lesão traumática e a anacorese. Esta última via, pela qual as bactérias atingem a polpa e o sistema de canais através de vasos sanguíneos rompidos no periodonto, foi proposta para explicar os achados em que as bactérias foram isoladas de dentes com polpas necróticas e aparentemente "coroas intactas". Os resultados das experiências efectuadas por Moller e Delivanis e Fan excluem conclusivamente esta causa potencial. A microinfiltração através de fissuras no esmalte foi identificada como a via mais provável de infeção endodôntica[108] . A infeção pulpar também é possível através de túbulos dentinários expostos na superfície radicular cervical devido à falta congénita de cemento na junção cemento-esmalte, que ocorre em 10% da população; à dentina exposta na periodontite; ou após a perda da cobertura cementária devido ao tratamento periodontal .[109]

6.4 A DISTRIBUIÇÃO ESPACIAL 0FMICR0FL0RA NO SISTEMA DE CANAIS RADICULARES

Um estudo de microscopia ótica (LM) descreveu a distribuição de microrganismos no interior do canal radicular como sendo de natureza polar, com uma maior concentração de bactérias encontradas no plano buço-lingual. Foi demonstrado que as bactérias eram capazes de penetrar até metade da espessura da dentina, com mais bactérias presentes no segmento coronal em comparação com o apical[110] . Com a LM, ao utilizar corantes específicos, ou seja, a coloração de Gram, é possível visualizar e caraterizar as células pela sua coloração. No entanto, em virtude da utilização de tais colorações, várias bactérias podem apresentar caraterísticas de coloração semelhantes, tornando a identificação difícil (Fig. 6.1).

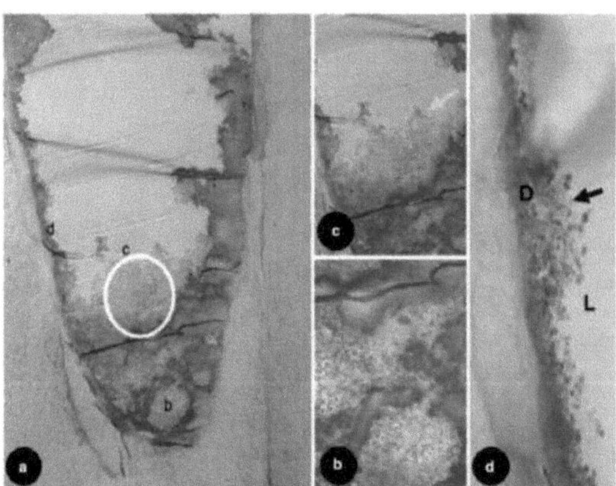

FIG 6.1 Secção longitudinal de microscopia ótica de uma infeção endodôntica criada artificialmente num dente com saliva humana, soro e um fermentador de profundidade constante após 28 dias. Ampliações originais: (a) 10×, {b) 50×, (c) e (d) 1.000×. Nota: a presença de biofilme (ponta de seta amarela) e de um agregado denso de bactérias (ponta de seta preta) aderente à parede dentinária (D) juntamente com uma coleção solta de bactérias suspensa no lúmen (L). (circulo branco) esta área é ampliada em (c) e (d)

Uma percentagem significativamente maior de coccóides e bastonetes foi observada no terço coronal do que no terço apical dos canais radiculares de dentes com necrose pulpar num estudo de campo escuro. A percentagem de filamentos e espiroquetas, embora não significativa, mostrou-se ligeiramente superior no segmento apical do que no segmento coronal da raiz. O método de quantificação utilizado baseou-se na observação de 200 bactérias, que foram classificadas em categorias morfológicas (cocóides, bastonetes rectos, filamentos, espiroquetas e bastonetes móveis) .[111]

A estrutura morfológica da flora do canal radicular, tal como observada por LM e microscopia eletrónica de transmissão (TEM), foi descrita como sendo constituída por cocos, bastonetes, organismos filamentosos e espiroquetas. Estruturalmente, a maior parte da flora do canal radicular foi descrita como colecções soltas de uma variedade de bactérias planctónicas morfologicamente distintas, suspensas num lúmen do canal aparentemente húmido. Menos frequentemente, a flora bacteriana formava aglomerados de colónias "auto-agregantes" de um tipo distinto ou comunidades "coagregantes" de vários tipos que aderiam à parede dentinária do canal radicular ou que existiam livres entre um grande número de PMNs no lúmen do canal.[112] Outros trabalhos demonstraram e confirmaram a grande complexidade anatómica do canal radicular e a organização ecológica da flora em biofilmes sésseis protegidos. (Fig. 6.2)

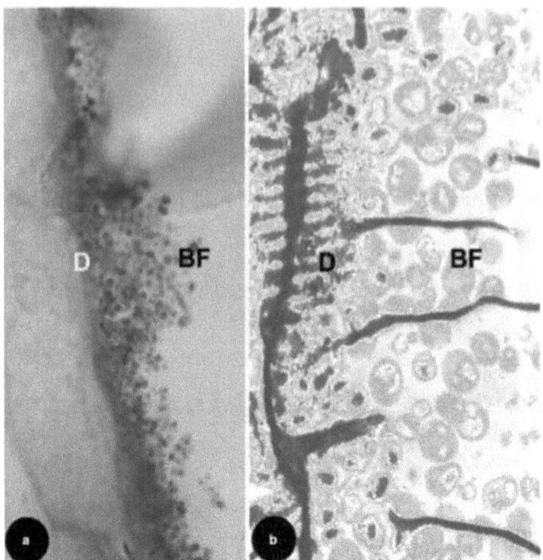

Fig. 6.2 Secção longitudinal de microscopia ótica de uma infeção endodôntica criada artificialmente num dente com saliva humana, soro e um filtro de profundidade constante após 28 dias. Ampliações originais: (a) 1.000× e vista de microscopia eletrónica de transmissão (b) 4.000×. Nota: estruturalmente na interface da dentina (D) e do biofilme (BF), pode ser vista uma variedade de bactérias morfologicamente distintas mas taxonomicamente não identificáveis

Outros estudos de MEV relataram a existência de cocos, que pareciam ligar-se a filamentos dando uma aparência de "espiga de milho" nos 2 mm apicais dos canais radiculares associados à doença periapical.[113] Um estudo utilizando SEM examinando todo o comprimento do canal mostrou um biofilme contínuo ao longo da parede do canal. (Fig. 6.3)

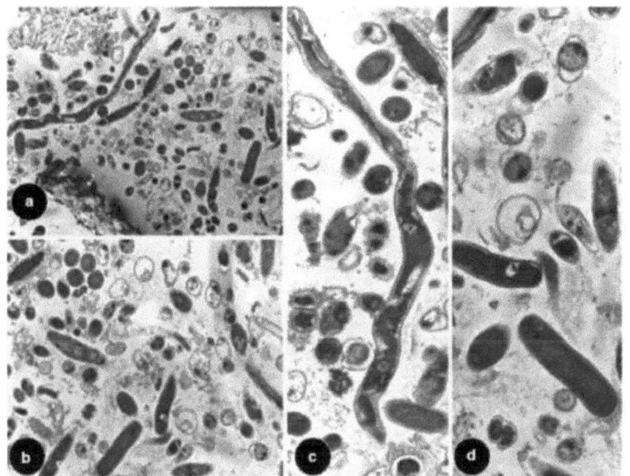

Fig. 6.3 Vistas de microscopia eletrónica de transmissão de uma secção longitudinal de uma infeção endodôntica criada artificialmente num dente, criada utilizando saliva humana, soro e um fermentador de filme de profundidade constante após 28 dias.

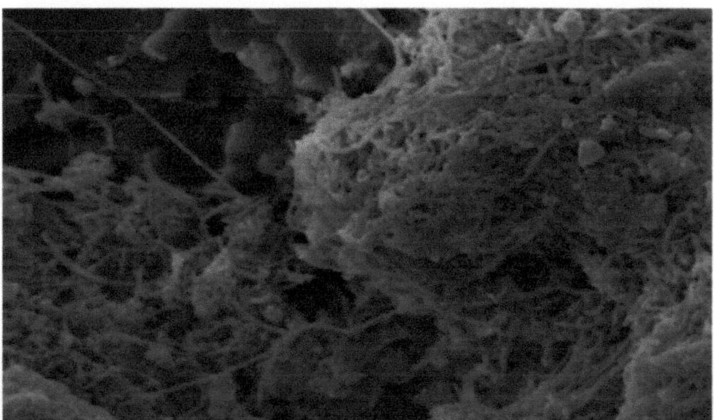

Fig. 6.4 Vistas de microscopia eletrónica de varrimento de uma secção longitudinal de uma infeção endodôntica criada artificialmente num dente com saliva humana, soro e um fermentador de filme de profundidade constante após 28 dias. Ampliação original de 1.000×. Nota: aspeto morfológico do organismo cocóide e filamentoso

6.5INVASÃO DOS TÚBULOS DENTINÁRIOS

Foi efectuada alguma investigação sobre a penetração de bactérias nos túbulos dentinários. Observou-se que as bactérias invadiam os túbulos dentinários em estudos iniciais, e a extensão da invasão bacteriana foi considerada dependente do tempo[110] . Estudos posteriores investigaram a profundidade de penetração dos túbulos dentinários, e as profundidades relatadas variam de 150 a 2.000 µm, consistindo predominantemente de bastonetes e cocos Gram-positivos[114]

A penetração bacteriana nos dentes com radiolucências peri-apicais foi examinada utilizando técnicas de cultura e histológicas. As bactérias foram encontradas em 62 % dos dentes na camada mais próxima da camada de cemento. O exame microbiológico de amostras de dentina colhidas a diferentes distâncias do lúmen do canal revelou que 90 % das triturações de dentina apresentavam evidência quantitativa de penetração de bactérias em direção à junção cementária. No entanto, a coloração de Gram das amostras histológicas só conseguiu detetar bactérias da junção pulpo-dentinária até 375 µm. Talvez esta discrepância tenha sido associada à contaminação de camadas adjacentes de dentina durante o processamento ou atribuída à falta de sensibilidade da LM para detetar o baixo número de bactérias da pequena amostra de dentina[114] O cemento intacto pode ser um fator limitante na penetração bacteriana a partir da superfície pulpar, e a sua ausência aumenta a penetração bacteriana .[118]

Tem-se especulado que a especificidade da adesão bacteriana desempenha um papel importante na determinação da invasão dos túbulos dentinários. O reconhecimento do colagénio tipo I pode facilitar a adesão bacteriana à dentina[84] . Os polipéptidos da família dos antigénios I/II produzidos por alguns estreptococos orais medeiam a ligação primária das bactérias ao colagénio intratubular do tipo I. Uma vez que as células aderiram ao colagénio, a colonização ao longo do comprimento do túbulo ocorreu na sequência de uma regulação positiva dos polipéptidos dos antigénios I/II, estimulada pela libertação de péptidos durante o processo de desmineralização. Isto resulta num aumento do crescimento da comunidade dentro e ao longo do túbulo dentinário. Tem sido levantada a hipótese de que o fluido tecidual do ligamento periodontal e do osso alveolar que banha a raiz de um dente pode fornecer nutrição suficiente para as bactérias dentro dos túbulos dentinários radiculares ou dos canais radiculares obturados, explicando a presença de estreptococos e enterococos em casos de insucesso do tratamento endodôntico .[115]

6.6 DESTINO DAS BACTÉRIAS NO SISTEMA RADICULAR E SUAS INTERACÇÕES

A composição microbiana de um canal radicular infetado é determinada por[71] a via pela qual as bactérias ganham acesso ao canal radicular e o número e qualidade dos factores ecológicos[86] . Em dentes de macaco infectados autogenamente, as estirpes bacterianas mais comuns foram os estreptococos anaeróbios facultativos, as bactérias anaeróbias obrigatórias não esporulantes e os bastonetes coliformes. Outros estudos em macacos revelaram que, quando combinações de espécies bacterianas eram retiradas de canais radiculares infectados e inoculadas em canais radiculares não infectados em quantidades iguais, as proporções originais eram restabelecidas, indicando que os mecanismos selectivos permitem que certas bactérias sobrevivam e se multipliquem mais do que outras .[117]

Numa série de estudos, foram examinadas as associações entre espécies microbianas em infecções dos canais radiculares de dentes com paredes da câmara pulpar intactas, tendo-se concluído que existiam relações comensais e antagónicas. Foram encontradas fortes associações positivas entre *Fusobacterium nucleatum* e *Peptostreptococcus micros, Porphyromonas endodontalis, Selenomonas sputigena* e *Wolinella reta.* Também se registou uma associação positiva entre *Prevotella intermedia* e *P. micros, P. anaerobius* e as eubactérias. As espécies de estreptococos, *Propionibacterium propionicus, Capnocytophaga ochracea* e *Veillonella parvula* não apresentaram associações ou apresentaram associações negativas com as outras bactérias .[117]

Algumas bactérias só se tornam patogénicas na presença de outras espécies. Foi sugerido que as bacteriocinas (proteínas que têm a capacidade de inibir o crescimento de um número limitado de espécies) são responsáveis pelas associações negativas.[116]

6.7 FORNECIMENTO DE NUTRIENTES

O canal radicular é um ambiente único que proporciona um santuário para um meio anaeróbio biologicamente selecionado, que interage com factores microbianos e com a disponibilidade de nutrientes. Este grupo restrito de espécies em interação depende umas das outras para a nutrição, uma vez que o metabolismo de uma espécie fornece nutrientes essenciais para o crescimento de outros membros das populações[77]. Os nutrientes podem ser derivados da cavidade oral (saliva), do tecido conjuntivo degenerado, do conteúdo dos túbulos dentinários ou de um fluido semelhante ao soro dos tecidos peri-apicais. Estes factores predominantes, no ambiente do canal radicular, permitem o crescimento de bactérias anaeróbias que fermentam aminoácidos e péptidos apicalmente[117], enquanto as bactérias que anteriormente obtinham energia através da fermentação de hidratos de carbono podem ser restringidas mais coronalmente devido à dominância desses nutrientes. O crescimento de populações bacterianas mistas pode depender de uma cadeia alimentar na qual os metabolitos de uma espécie fornecem nutrientes essenciais para o crescimento de outros membros da população. (Fig. 6.5)

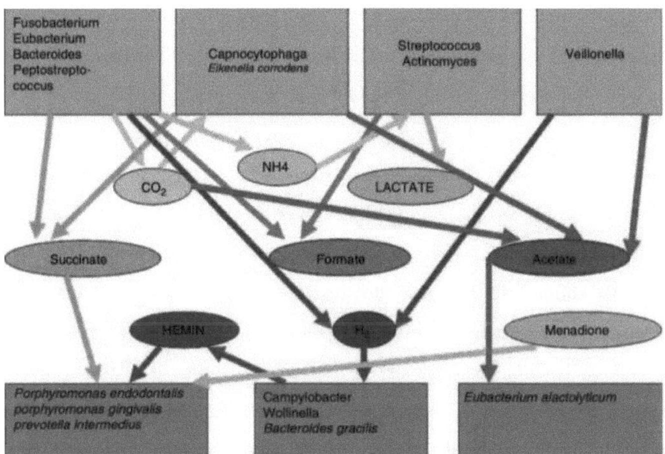

Fig. 6.5 Possíveis relações nutricionais entre bactérias num canal radicular infetado

O aumento relativo da proporção de organismos anaeróbios obrigatórios e a redução de organismos anaeróbios facultativos, ao longo do tempo, na porção apical, não se deve apenas a nutrientes, mas também, em parte, à diminuição do oxigénio disponível[115] >[127] É provável que, num dente com tecido pulpar necrótico, a infeção apical seja mantida principalmente pela infiltração apical de exsudado inflamatório/soro ou, possivelmente, de sangue (como no caso de instrumentação traumática) .[111]

Foi sugerido que as bactérias que invadem os túbulos dentinários também podem ser nutridas pelo fluido intersticial proveniente do osso alveolar e do ligamento periodontal e, como tal, assemelhar-se-ia ao soro. Este fluido pode sustentar as células dentro dos túbulos, permitindo o crescimento subsequente .[115]

6.8 PATOGÉNESE DA DOENÇA PERI-APICAL

A doença periapical é o resultado das interações entre as bactérias (e os seus subprodutos) e as defesas do hospedeiro. Os ramos não específicos e específicos das defesas do hospedeiro são recrutados para se defenderem contra a potencial invasão do corpo por bactérias. A lesão peri-apical representa a reabsorção do osso para longe da fonte de infeção, criando espaço para a migração dos elementos de defesa do organismo para contrariar a infeção em curso. Nas fases iniciais, após inflamação aguda, como resultado das interações entre o hospedeiro e as bactérias no periápice de um dente infetado, pode ser evidente radiograficamente um ligeiro alargamento do espaço do ligamento periodontal. Na ausência de intervenção terapêutica, a destruição óssea progride de um estado agudo para um estado crónico, resultando numa radiolucência radiográfica acentuada que é clinicamente detetável. Em modelos animais, foi demonstrado que a área de destruição óssea aumenta com o tempo, com uma fase rápida entre 7 e 15 dias e uma estabilização após 30 dias. A proporção de bactérias anaeróbias, as espécies presentes e a interação com o hospedeiro determinam a quantidade de destruição óssea. Clinicamente, a apresentação pode ser muito variada, desde a ausência de quaisquer sinais e sintomas (periodontite apical crónica), um seio de descarga (periodontite apical supurativa crónica) e a presença de dor e inchaço (exacerbação aguda da periodontite apical crónica) .[109]

6.9 BIOFILMES E ENDODONTIA

Um biofilme é definido como uma agregação de bactérias associadas a uma superfície sólida, embebidas numa matriz extracelular de polissacáridos e outros produtos metabólicos[91] . A placa bacteriana é um exemplo clássico, que se torna espacialmente diferenciada após a fixação e o crescimento de espécies pioneiras, permitindo a adesão de colonizadores secundários, que não são capazes de colonizar a superfície sozinhos.

À medida que o biofilme se desenvolve, desenvolvem-se gradientes em factores como os níveis de oxigénio, os potenciais redox e o pH, permitindo a coexistência de espécies que seriam incompatíveis entre si num ambiente homogéneo. As comunidades microbianas desenvolvem-se normalmente em superfícies ambientalmente expostas sob a forma de biofilme. As bactérias que primeiro colonizam um habitat são designadas por "espécies pioneiras". O metabolismo destes organismos pode modificar o habitat e o ambiente local de forma a tornar as condições mais adequadas para o crescimento de "colonizadores secundários" com requisitos mais exigentes .[122]

Os primeiros colonizadores do esmalte dentário incluem estreptococos (especialmente *Streptococcus sanguis* e *Streptococcus oralis)* (Nyvar 1987) e *Neisseria* spp. que consomem oxigénio e libertam dióxido de carbono e hidrogénio, criando microambientes adequados para anaeróbios facultativos e, eventualmente, anaeróbios obrigatórios .[123]

O processo de alteração das espécies bacterianas e das suas proporções num habitat durante a colonização é designado por "şucessão". Eventualmente, a composição da comunidade microbiana num local torna-se estável ao longo do tempo, conhecida como a "comunidade clímax". A composição desta comunidade clímax pode, no entanto, continuar a alterar-se em função de factores ambientais fundamentais, como o estado nutricional ou as condições ambientais locais de um sítio, que acabam por controlar a composição ou a atividade das comunidades microbianas durante o desenvolvimento .[119]

As bactérias que flutuam livremente num ambiente aquoso, os chamados microrganismos planctónicos, são um pré-requisito para a formação do biofilme. Os organismos planctónicos na saliva servem como fonte primária para a organização de um biofilme específico. O estabelecimento de uma microcomunidade numa superfície parece seguir essencialmente a mesma série de fases de desenvolvimento, incluindo a deposição de uma película condicionante, a adesão e colonização de organismos planctónicos numa matriz polimérica, a adesão de outros organismos e a libertação dos microrganismos do biofilme para o ambiente[114] (Fig. 6..6).

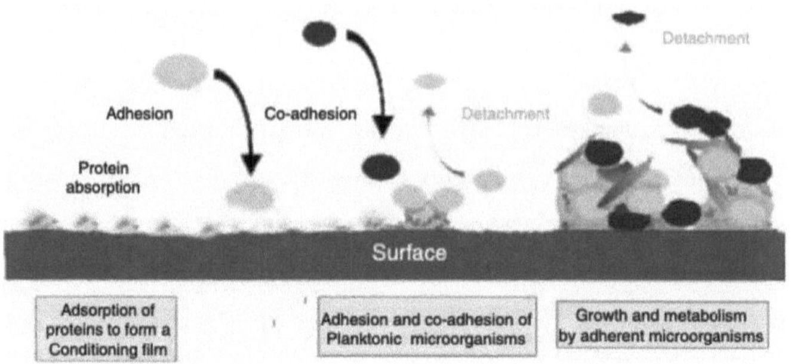

Fig 6.6 Desenvolvimento de biofilme na superfície

No que diz respeito às infecções endodônticas, o "conceito de biofilme" tem recebido pouca atenção até agora. As "condensações" bacterianas, que representam biofilmes, têm sido discutidas no âmbito de aparecimentos em pontas de raízes com polpas não vitais ou nas paredes de canais radiculares infectados.[112]

As estruturas de biofilme podem fornecer proteção e permitir uma melhor resistência a influências externas adversas para os organismos incorporados, em comparação com o estado planctónico. Neste aspeto, a formação de biofilmes tem um significado clínico particular, não só do ponto de vista do mecanismo de defesa do hospedeiro, mas também dos esforços terapêuticos, incluindo medidas de tratamento químico, mecânico e antimicrobiano. As ferramentas de investigação para estudar os biofilmes e a dinâmica da ecologia nos canais radiculares infectados devem ser mais desenvolvidas para melhorar o nosso conhecimento atual, a compreensão e a gestão da periodontite apical.[115]

6.10 MICROBIOLOGIA DAS INFECÇÕES INTRA-RADICULARES

Coletivamente, foram identificados mais de 400 taxa microbianos diferentes quando se utilizaram técnicas de cultura anaeróbica e técnicas moleculares independentes da cultura. Estes taxa são normalmente encontrados em combinações com menor número de espécies quando se compara a doença secundária/persistente (lθз-lθ^) e as infecções primárias (lθз-lθε). Além de bactérias, fungos, archaea e herpesvírus também foram encontrados em infecções intra-radiculares e lesões de periodontite apical. Os microrganismos penetram no sistema de canais radiculares a partir da cavidade oral, resultando numa infeção microbiana única que é ditada por factores ecológicos e ambientais que permitem as diferenças observadas no canal radicular não tratado e no canal cheio de raízes com infeção persistente. Reconheceu-se que as espécies não cultiváveis podem estar presentes nos canais radiculares, contribuindo para o processo da doença, pelo que, à medida que a tecnologia melhora, também melhora a nossa compreensão dos agentes patogénicos endodônticos que definem o processo da doença subjacente. (Fig. 6.7)

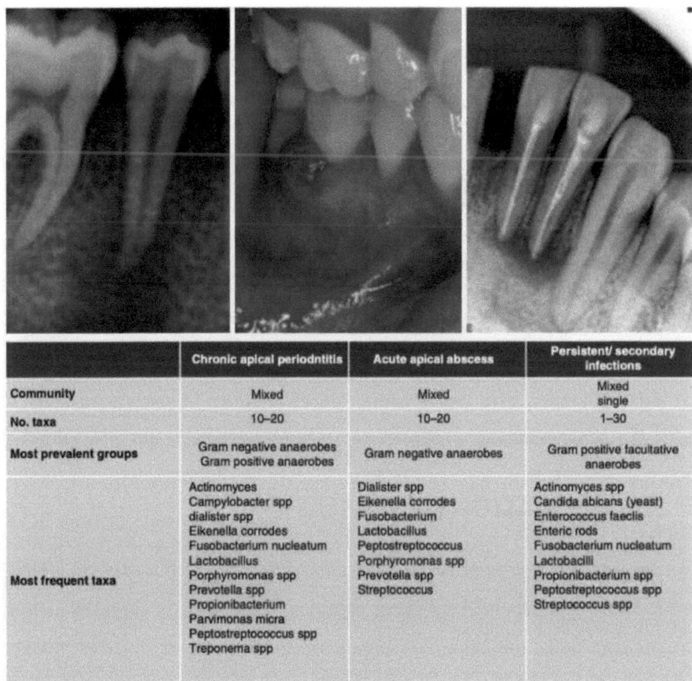

	Chronic apical periodntitis	Acute apical abscess	Persistent/ secondary infections
Community	Mixed	Mixed	Mixed single
No. taxa	10–20	10–20	1–30
Most prevalent groups	Gram negative anaerobes Gram positive anaerobes	Gram negative anaerobes	Gram positive facultative anaerobes
Most frequent taxa	Actinomyces Campylobacter spp dialister spp Eikenella corrodes Fusobacterium nucleatum Lactobacillus Porphyromonas spp Prevotella spp Propionibacterium Parvimonas micra Peptostreptococcus spp Treponema spp	Dialister spp Eikenella corrodes Fusobacterium Lactobacillus Peptostreptococcus Porphyromonas spp Prevotella spp Streptococcus	Actinomyces spp Candida abicans (yeast) Enterococcus faeclis Enteric rods Fusobacterium nucleatum Lactobacilli Propionibacterium spp Peptostreptococcus spp Streptococcus spp

Fig. 6.7 Caraterísticas distintivas do microbiota associado a diferentes tipos de infeção endodôntica

<u>Infecções primárias</u>

As infecções intra-radiculares primárias são caracterizadas por uma parceria mista de 10-30 espécies por canal[126] . Os taxa/grupos mais prevalentes e abundantes nas infecções primárias incluem espécies anaeróbias Gram-negativas de pigmentação negra {*Prevotella* e *Porphyromonas* species), *Fusobacterium nucleatum,* estreptococos, Spirochaetes {*Treponema* species), *Dialister* species, *Pseudoramibacter alaclolylicus. Propionibacterium* species, *Parvimonas micra, Tannerella forsythia, Filifactor alocis, Eubacterium* species e *Olsenella* species.[115,127]

Infecções secundárias persistentes

A principal causa de periodontite apical pós-tratamento são as infecções intra-radiculares persistentes ou secundárias. A maioria dos estudos revelou uma incidência global mais elevada de bactérias Grampositivas. *Enterococcus faecalis* tem sido a espécie mais frequentemente detectada em dentes tratados com canais radiculares. Várias bactérias ainda não cultivadas também foram identificadas em dentes tratados com canais radiculares. Isto sugere que a microbiota associada à doença persistente pós-tratamento é uma população bacteriana mista que é mais complexa do que os estudos culturais anteriores sugerem. Os anaeróbios facultativos Gram-positivos normalmente associados a amostras de dentes tratados com raiz afectados por periodontite apical incluem *Enterococcus faecalis,* estreptococos, lactobacilos, *Actinomyces, Peptostreptococcus* spp. e leveduras.[117]

6.11 INFECÇÕES EXTRA-RADICULARES

Tem sido sugerido que as principais espécies bacterianas implicadas em infecções extrarradiculares independentes são as espécies *Actinomyces* e *Propionibacterium propionicum,* numa entidade patológica denominada actinomicose apical. A capacidade destas bactérias para formar colónias coesas no interior da lesão tem sido considerada como um mecanismo importante para escapar à fagocitose .[98]

6.12 HERPESVÍRUS E PERIODONTITE APICAL

Foram detectados vários vírus nas bolsas periodontais utilizando a tecnologia da reação em cadeia da polimerase (PCR), sugerindo que o herpesvírus é um co-fator na periodontite marginal destrutiva[99] . Durante a última década, foram publicados estudos que levantam a possibilidade da participação dos herpesvírus na patogénese da periodontite apical, da mesma forma que foi proposta para a periodontite marginal. Dentre os membros da família dos herpesvírus, o citomegalovírus humano (HCMV) e o vírus Epstein-Barr (EBV) são os mais frequentemente detectados em amostras de lesões periapicais. Embora tenha sido sugerida a associação dos vírus do herpes a algumas formas de periodontite apical, o seu papel causal continua por provar. Foi proposto que mudanças desfavoráveis na exposição ambiental ou alterações na expressão genética do sistema imunitário podem suprimir periodicamente a defesa periapical do hospedeiro. Isto pode então levar à reativação de herpesvírus residentes e a aumentos nos mediadores pró-inflamatórios, seguidos de um crescimento excessivo de bactérias patogénicas .[100]

6.13 LEVEDURAS E PERIODONTITE APICAL

As leveduras têm sido habitualmente isoladas de infecções dos canais radiculares (tanto primárias como pós-tratamento) em números reduzidos e todas pertencentes ao género *Candida*, sendo *C. albicans* a espécie predominante. Outros isolados detectados incluem *C. glabrala. C. guilliermondii, C. inconspicua* e *Geotrichum candidum.* Uma variedade de factores de virulência permite que *a C. albicans* adira e penetre na dentina, e a sua capacidade de tolerar condições ecológicas adversas, incluindo elevada alcalinidade (terapia com hidróxido de cálcio), pode explicar a sua baixa prevalência em casos persistentes de periodontite apical .[101]

6.14 ETIOLOGIA NÃO-MICROBIANA

Factores etiológicos não microbianos, localizados nos tecidos peri-apicais inflamados para além do sistema de canais radiculares, podem manter a doença peri-apical em dentes obturados. Estes factores incluem a reação de corpo estranho a materiais exógenos ou cristais de colesterol endógenos e uma condição cística da lesão. A prevalência geral da reação de corpo estranho no peri-ápice é atualmente desconhecida.

Existem provas clínicas e histológicas de que a presença de materiais estranhos irritantes para os tecidos no periapex, tais como materiais de obturação radicular extrudidos, pontas de papel endodôntico, partículas de alimentos e acumulação de cristais de colesterol endógeno, afectam negativamente a cicatrização pós-tratamento dos tecidos periapicais[102] . O retratamento ortógrado convencional pode não ser suficiente, particularmente se a reação do corpo estranho for devida a guta-percha extrudida para além dos limites do canal. (Fig. 6.7)

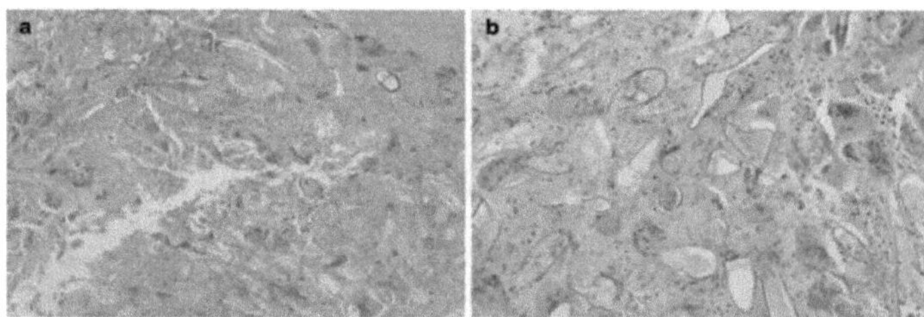

Fig. 6.7 Fotografias mostrando granuloma de pulso. Pode ser frequentemente encontrado em áreas peri-apicais de dentes crescentemente cariados ou raízes retidas e dentes com uma história de terapia endodôntica, onde o sistema de canais radiculares foi deixado aberto em alguma fase. As caraterísticas histopatológicas essenciais consistem num estroma de tecido conjuntivo contendo um número variável de células inflamatórias e células gigantes *de corpo estranho* associadas a anéis hialinos e massas hialinas fibrilares ou amorfas ovóides. O tratamento é efectuado por curetagem local e excisão.

Apesar dos grandes avanços no campo da microbiologia e da tecnologia endodôntica nas últimas quatro décadas, ainda não há evidências de melhores resultados.

7. CLASSIFICAÇÃO DA DOENÇA PULPAR E PERIAPICAL

Muitos sistemas de classificação diferentes têm sido propostos para descrever os vários estados de saúde e doença pulpar com base em achados histopatológicos ou clínicos. Por conseguinte, é de extrema importância diagnosticar corretamente o estado da polpa ao longo do continuum de saúde e doença com a maior confiança possível.

7.1 TERMOS DE DIAGNÓSTICO PARA ESTADOS DE SAÚDE E DOENÇA PULPARES E PERIRRADICULARES

Muitos sistemas de classificação diferentes têm sido propostos para descrever os vários estados de saúde e doença pulpar com base em achados histopatológicos ou clínicos. A maioria das classificações defendidas é uma combinação dos dois -[103109]. Mesmo quando o "padrão de ouro" dos achados histopatológicos foi correlacionado com os sinais e sintomas clínicos pulpares, não foi possível estabelecer uma correlação direta, provando ainda mais esta falácia[110]. O clínico deve estar ciente de que só podemos indicar o provável estado pulpar de qualquer dente com base em achados clínicos e radiográficos[111,112]. Muitas vezes, as nossas decisões de tratamento baseadas num diagnóstico presumido só são comprovadas depois de o tratamento ter sido iniciado. Portanto, é de suma importância que diagnostiquemos corretamente o estado pulpar ao longo do continuum de saúde e doença com a maior confiança possível. Um ponto de partida neste caminho para o sucesso é identificar e compreender a terminologia correta quando se tenta abordar a saúde endodôntica de um determinado dente e eliminar a terminologia relacionada com a histopatologia que não pode ser obtida na situação clínica [133136].(Tabela no 7.1)

7.2 POLPA CLINICAMENTE NORMAL

Isto é equivalente em significado a uma polpa vital, assintomática ou saudável. Os dentes com uma polpa e tecidos perirradiculares normais não apresentam sinais ou sintomas que sugiram a presença de qualquer doença. Dependendo da idade do dente, pode ou não haver evidência de calcificação pulpar e fibrose pulpar. A polpa responde geralmente a estímulos frios ou eléctricos, e a resposta não se prolonga por mais de alguns segundos. Os testes de percussão, palpação e mordedura não provocam dor e o aspeto radiográfico é normal. Deve ser selecionado um dente de controlo adequado para comparação, e os testes pulpares devem incluir testes térmicos e eléctricos para determinar o diagnóstico pulpar mais provável. (Fig. 7.1)

Clinically normal pulp	Vital, asymptomatic healthy pulp
Reversible pulpitis *Acute* *Chronic*	Presence of mild inflammation where the pulp is capable of healing
Irreversible pulpitis *Acute* *Chronic*	Presence of more degenerative processes within the pulp whereby the pulp is not capable of healing
Pulp necrosis *Necrobiosis (partial necrosis)* *Complete pulp necrosis* *Sterile* *Infected*	The end result of irreversible pulpitis. Subsequent bacterial invasion will lead to an infected pulpal necrosis
Pulpless tooth	Previously initiated treatment (pulpotomy, pulpectomy)
Degenerative changes Atrophy Pulp canal calcification *Partial* *Complete* Hyperplasia Internal resorption *Surface* *Inflammatory* *Replacement*	Pulp atrophy or fibrosis is a degenerative change that is not clinically discernable PCC sometimes referred to as pulp canal obliteration or calcific metamorphosis Pulp polyp Pathological state of the pulp where multinucleate giant cells begin to remove the dentinal walls of the pulp space
Previous root canal treatment *No signs of infection* *Infected* Technical standard *Adequate* *Inadequate* Other problems *Perforation, missed canals, fractured instrument*	Previously treated teeth

Adapted from Abbott [21]

Normal peri-radicular tissues	Teeth with normal peri-radicular tissues that will not be abnormally sensitive to percussion or palpation testing
Acute apical periodontitis Symptomatic apical periodontitis	Inflammation usually of the apical periodontium producing clinical symptoms including painful response to biting and percussion (mechanical allodynia)
Acute apical abscess Acute alveolar abscess Dentoalveolar abscess Phoenix abscess	An inflammatory reaction to pulpal infection and necrosis characterised by rapid onset, spontaneous pain, tenderness of the tooth to pressure, pus formation and swelling of the associated tissues
Chronic apical periodontitis Asymptomatic apical periodontitis	Inflammation and destruction of apical periodontium that is of pulpal origin, appears as a peri-radicular radiolucent area and does not produce clinical symptoms
Acute exacerbation of chronic apical periodontitis	Inflammation and destruction of apical periodontium that is of pulpal origin, appears as a peri-radicular radiolucent area that produces clinical symptoms
Chronic apical periodontitis with suppuration	An inflammatory reaction to pulpal infection and necrosis characterised by gradual onset, little or no discomfort and the intermittent discharge of pus through an associated sinus
Condensing osteitis	A diffuse radiopaque lesion believed to represent a bony reaction to low-grade inflammatory stimulus, usually seen at the apex of a tooth in which there is long-standing pulp pathosis

Adapted from American Association of Endodontist (2003) and Terms from the American Board of Endodontics (2007)

Quadro nº 7.1 Sistema de diagnóstico clínico e radiográfico completo

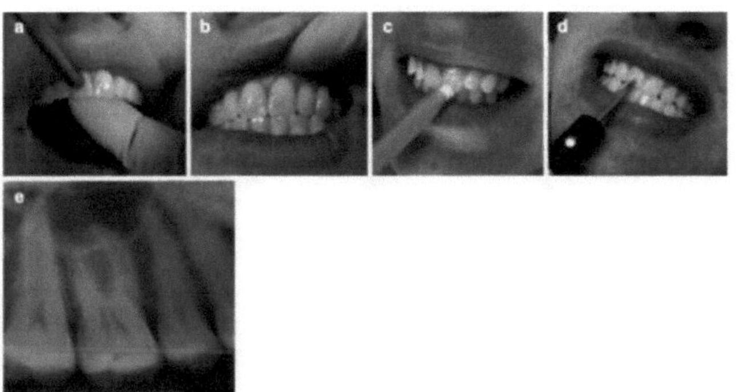

Fig 7.1 Fotografias clínicas e exame radiográfico utilizados para determinar o estado pulpar provável de um dente. Após a recolha da história e da queixa principal, é efectuado um exame minucioso que inclui (a) percussão, (b) palpação, (c) teste de sensibilidade térmica e (d) teste de vitalidade eléctrica da polpa. O exame radiográfico deve incluir uma imagem paralela de cone longo do dente em questão, mostrando todo o dente e a anatomia para além dos ápices radiculares, (e) Mostra o dente 16 - que foi determinado como normal após um exame cuidadoso. Podem ser observadas alterações degenerativas na câmara corono-pulpar, mas elas não indicam se o dente é saudável ou não

7.3 PULPITE REVERSÍVEL

Refere-se a uma polpa com inflamação ligeira devido a irritação pulpar que é capaz de cicatrizar e regressar a uma polpa clinicamente normal se for efectuado um tratamento adequado. A pulpite reversível resulta de cáries, traumatismos, restaurações novas ou defeituosas, exposições mecânicas da polpa, abrasão com escova de dentes, síndrome do dente fissurado ou raspagem e curetagem subgengival recentes. A dor caracteriza-se por ser ligeira a grave, provocada por estímulos (por exemplo, térmicos, mordedura, estímulos doces ou azedos). (Fig. 7.2)

A dor desaparece ao fim de alguns segundos quando o estímulo é removido e não há história de dor espontânea. Não há resposta à percussão ou à palpação, e o aspeto radiográfico é geralmente normal. A pulpite reversível deve ser distinguida da sensibilidade dentinária cuja etiologia se deve à exposição da dentina radicular (Fig. 7.3).

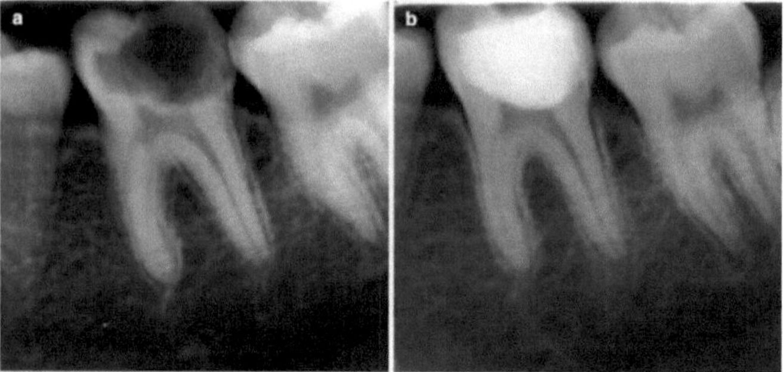

Fig. 7.2 Radiografias clínicas demonstrando pulpite reversível. Um paciente de 15 anos de idade apresentou-se com cárie grosseira no dente 36 (a). O paciente era assintomático, com exceção da dor aguda ocasional com o dente ao comer. Os resultados radiográficos confirmaram cáries profundas sobre a câmara pulpar, sem alterações periapicais óbvias. (b) Radiografia final pós-operatória demonstrando uma restauração profunda utilizando MTA como agente de capeamento indireto da polpa, cimento de ionómero de vidro e restauração de resina composta

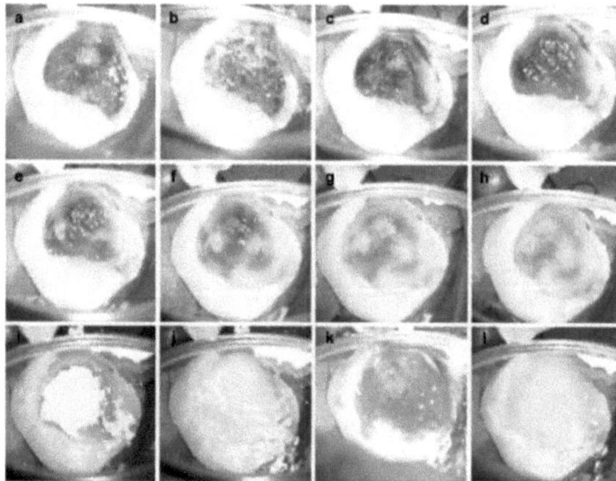

Fig. 7.3 Fotografias clínicas demonstrando o procedimento de capeamento indireto da polpa com MTA. Note-se (a~h) a remoção de cáries deixando in situ dentina corada sobre a polpa, (i) colocação de MTA, (j) base GIC, (k) condicionamento ácido e (l) colocação de restauração de resina composta

7.3 PULPITE IRREVERSÍVEL

Uma condição pulpar é geralmente causada por cáries dentárias profundas ou restaurações, procedimento prévio de capeamento pulpar, fissura ou qualquer outro irritante pulpar. A dor espontânea pode ocorrer ou ser precipitada por estímulos térmicos ou outros. A dor pode durar de alguns minutos a várias horas, sendo descrita como uma resposta dolorosa exagerada, aguda ou baça, que se mantém após a remoção do estímulo. A natureza da dor depende do tipo de fibra nervosa que responde à inflamação na polpa (fibras A delta que medeiam a dor aguda ou fibras C responsáveis pela dor latejante). Esta entidade patológica implica que o estado pulpar não cicatriza e, se não for tratado, resultará em necrose pulpar seguida de periodontite apical.

O dente pode ou não ser sensível à percussão e o aspeto radiográfico pode ser normal, à exceção da etiologia (restauração profunda).

Ocasionalmente, o paciente pode apresentar pulpite irreversível assintomática cujo início é precipitado por exposição cariosa prévia, escavação de cárie ou trauma. (Fig. 7.4)

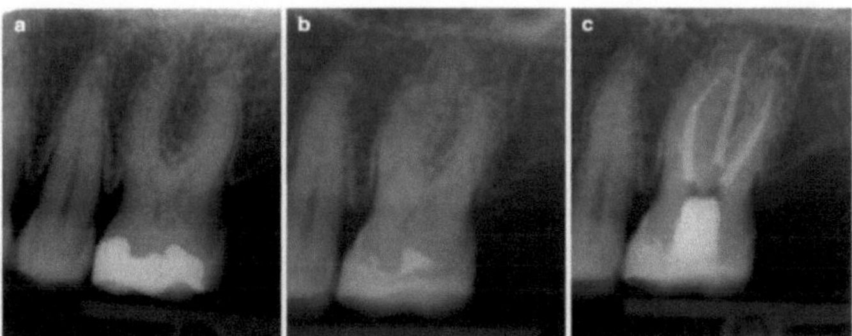

Fig 7.4 Radiografias clínicas demonstrando um caso tratado com pulpite irreversível. Um paciente de 48 anos de idade queixou-se de sensibilidade a líquidos quentes e frios, com o desconforto a tornar-se espontâneo, (a) Radiografia pré-operatória demonstrando uma grande restauração de amálgama MO. O paciente estava ciente da dor ao soltar a cúspide MB. (b) Foi colocada uma restauração de compósito e não foram observadas fissuras ou fracturas evidentes. O desconforto do paciente não melhorou e, após a aplicação de CO2, a dor persistiu por vários minutos. A resposta à percussão e à palpação foi normal e os achados radiográficos não indicaram alterações ósseas, (c) Foi indicado um tratamento endodôntico não cirúrgico e, após a conclusão, a dor desapareceu

7.4 NECROSE PULPAR

A necrose pulpar é o resultado final de uma pulpite irreversível que ocorre normalmente ao longo de um período de tempo variável. Em raras ocasiões, como em caso de traumatismo, o início da necrose pode ser súbito e imediato.

Os sintomas variam de acordo com o estágio da necrose (parcial ou completa), com alguns pacientes apresentando um histórico de dor anterior e outros que não tiveram nenhuma dor. A sensibilidade à percussão pode ser evidente se a necrose tiver resultado num sistema de canais radiculares infetado, com as bactérias a atingirem as porções apicais do dente e mais além. Ocasionalmente, o dente pode ficar descolorido como resultado direto da alteração da translucidez do dente ou da hemólise dos glóbulos vermelhos durante a decomposição da polpa. Os testes pulpares não apresentam qualquer resposta ao teste elétrico da polpa e ao estímulo térmico nos casos em que se verificou uma necrose completa. Em dentes multirradiculares, onde pode ter ocorrido necrose parcial, o teste de sensibilidade pulpar pode ser positivo, dificultando o diagnóstico nas fases iniciais (Fig. 7.5).

A distinção entre necrose parcial e necrose completa é importante no tratamento de traumatismos e dentes imaturos com ápices abertos, particularmente quando se decide se se deve realizar um procedimento de apexogénese ou apexificação.

A necrose estéril é um termo histológico que só pode ser presumido com base na ausência de resposta ao teste pulpar e na ausência de lesão periapical no ápice do dente. Este é normalmente o caso em dentes não restaurados que sofreram traumatismos, onde não existem sinais ou sintomas clínicos e radiográficos fiáveis que possam confirmar a presença de periodontite apical. Normalmente é aconselhado um período de espera de 3 meses com testes pulpares periódicos. Nestes casos, a decisão de esperar mais tempo com o benefício da revascularização pulpar deve ser ponderada em relação à possibilidade de desenvolver periodontite apical, o que reduz estatisticamente a taxa de sucesso global.

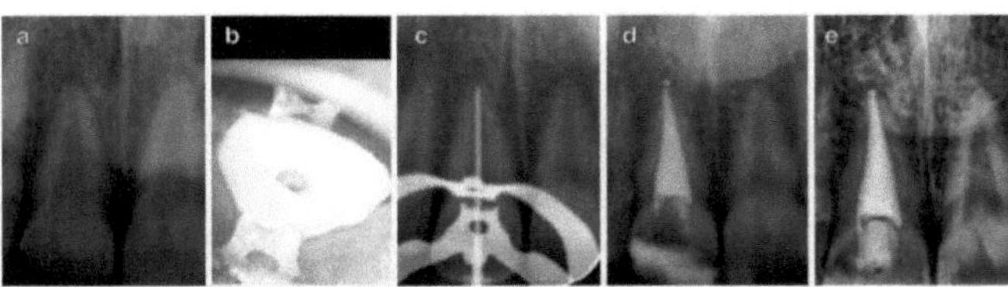

Fig 7.5 Radiografias clínicas e fotografias demonstrando necrose pulpar.Um paciente de 12 anos de idade sofreu uma fratura coronária não complicada (esmalte-dentina) no dente 11. O paciente estava assintomático. O exame pulpar revelou respostas negativas 5 meses após a lesão inicial. Os achados radiográficos ***(a)*** *não revelaram alterações ósseas. O dente 21 (controlo) respondeu normalmente ao teste elétrico da polpa e ao estímulo térmico, tendo sido tomada a decisão de iniciar uma terapia não cirúrgica do canal radicular. (b) Vista intra-operatória após a cavidade de acesso ter confirmado uma câmara pulpar necrótica, (c) Radiografia apical de perfil principal e (d) e (e) radiografias pós-operatórias demonstrando a obturação após compactação vertical a quente com guta-percha e cimento AHplus*

7.6DENTE SEM POLPA

Ocasionalmente, um dente pode apresentar uma terapia endodôntica previamente iniciada, mas não concluída, incluindo procedimentos de pulpotomia ou pulpectomia que proporcionam estratégias previsíveis de redução da dor em pacientes com urgências endodônticas. O tratamento do paciente de emergência não programado através do "bloco de prescrição" (ou seja, antibióticos) deve ser um complemento para os casos em que o envolvimento sistémico é evidente (ou seja, abcesso apical agudo) e em que foram realizadas medidas locais como a incisão e a drenagem.

Estes dentes podem ou não apresentar sinais e sintomas de doença pulpar e perirradicular, dependendo do tipo de procedimento efectuado. Devem ser observadas evidências radiográficas de acesso endodôntico prévio com possível medicação radiopaca entre as consultas dentro dos canais. A conclusão do tratamento endodôntico é indicada para garantir que o dente permaneça assintomático. (Fig. 7.6)

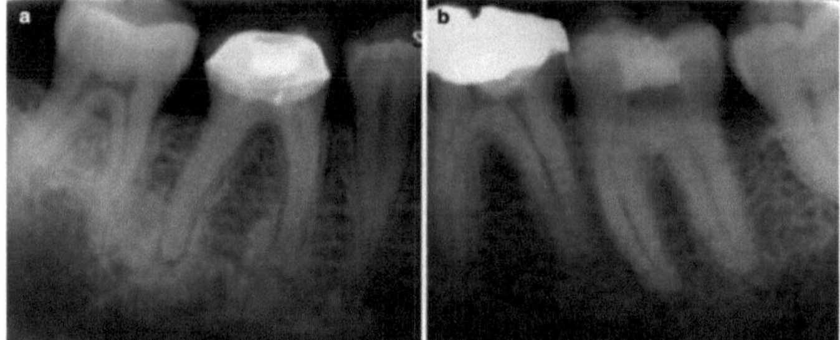

Fig. 7.6 Radiografias clínicas demonstrando dentes sem polpa. (a) Um paciente de 54 anos de idade apresentou-se com sensibilidade e dor associadas ao dente 46. A coroa foi construída há oito anos. A paciente apresentava dor severa localizada que melhorou após a extirpação da polpa com seu dentista geral. O exame microscópico do acesso revelou um canal MB não localizado, o que explicaria a continuação do desconforto com o dente apesar da extirpação do canal pulpar. Foi necessária a utilização de ultra-sons para localizar o orifício do canal calcificado, b) Acesso endodôntico prévio A extirpação da polpa realizada com instrumentação mínima pelo médico dentista geral da paciente proporcionou um alívio imediato e completo. O paciente apresentava-se com o dente apulso e sem sintomas. Após o acesso, observou-se a presença de canal radicular com curativos sedativos, confirmando o diagnóstico provisório

7.7ALTERAÇÕES DEGENERATIVAS

A obliteração parcial ou completa do espaço do canal radicular é um achado comum após uma história de lesões traumáticas de luxação e dentes com fratura radicular. Os testes de sensibilidade pulpar podem ser normais, mais fracos ou negativos nos dentes, dependendo da quantidade de obliteração no espaço do canal pulpar. Clinicamente, pode ser observada uma tonalidade amarelada em dentes com obliteração coronal do canal pulpar. Estes dentes têm um bom prognóstico, com evidência de radiolucência periapical a desenvolver-se em 13-16% dos casos após períodos de até 20 anos. A descoloração por si só não é uma indicação para a intervenção endodôntica, e apenas um tratamento restaurador complexo pode fornecer uma solução eficaz com a possibilidade de morte da polpa. O prognóstico do tratamento destes casos pode ser reservado, com o risco de perfuração iatrogénica elevado durante a procura do espaço do canal calcificado. (Fig.

7.7)

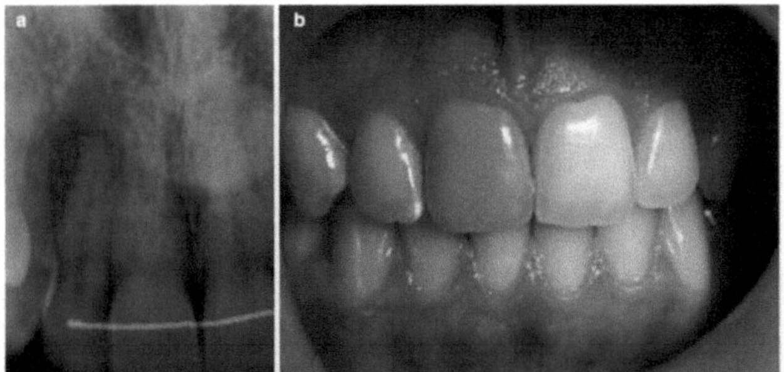

Fig. 7.7 Radiografia clínica e fotografia demonstrando alterações degenerativas. (a) Uma paciente de 30 anos foi encaminhada para avaliação da vitalidade pulpar do dente 11. A paciente recordou um traumatismo aos nove anos de idade enquanto patinava no gelo e também mencionou a terapia ortodôntica com aparelho fixo durante a adolescência. O dente tem vindo a ficar gradualmente mais descolorido ao longo do tempo, (b) O exame clínico revelou uma descoloração óbvia da coroa (Amarelo). O dente não respondeu aos testes térmicos e eléctricos. Os resultados radiográficos confirmaram o diagnóstico de calcificação do canal pulpar. Não foi necessária qualquer intervenção endodôntica. O paciente decidiu aceitar a descoloração em vez de correr o risco de necrose pulpar após a intervenção restauradora

7.8TECIDOS PERIRRADICULARES NORMAIS

Os tecidos perirradiculares normais não serão sensíveis ao teste de percussão ou palpação. Radiograficamente, os tecidos perirradiculares são normais com uma lâmina dura intacta e um espaço uniforme do ligamento periodontal.

O clínico deve ter em mente a importância de avaliar a presença ou ausência de radiolucências periapicais que podem ser extrapoladas de estudos em que foram criadas lesões periapicais artificiais na região posterior de mandíbulas secas. Estas lesões não foram facilmente visualizadas em radiografias quando confinadas ao osso esponjoso devido ao mascaramento pelo osso cortical sobrejacente mais mineralizado e, por conseguinte, mais denso. As lesões radiolúcidas periapicais normalmente só são diagnosticadas quando há perfuração ou erosão da placa cortical sobrejacente (Fig. 7.8).

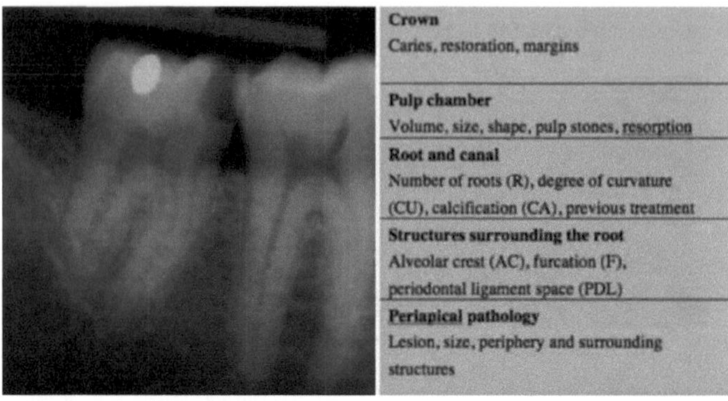

Fig. 7.8 Radiografia clínica mostrando tecidos perirradiculares normais. O dente 47 apresentava cárie mesio-oclusal, e o paciente queixava-se de sensibilidade a doces e líquidos frios. Não havia desconforto à mordida e à pressão. O dente apresentava hipersensibilidade a estímulos térmicos (neve com CO_2), sem dor na gengiva. O exame radiográfico não revelou anormalidades associadas ao periápice do dente 47. O tratamento seria a escavação da cárie seguida da colocação de uma restauração permanente. Se a polpa estiver exposta, o tratamento seria um tratamento endodôntico não cirúrgico, seguido de uma restauração permanente de cobertura cúspide em gesso

7.9 PERIODONTITE APICAL AGUDA

A periodontite apical aguda ocorre quando a doença pulpar se estende aos tecidos peri-radiculares circundantes, causando inflamação. O doente queixa-se geralmente de desconforto ao morder, mastigar e comer ou quando os dentes entram em contacto. A sensibilidade à percussão é um sinal de diagnóstico sinónimo de periodontite apical aguda. O teste de palpação pode ou não provocar uma resposta sensível.

Os achados radiográficos podem variar desde nenhuma alteração óbvia observável até ao alargamento do espaço do ligamento periodontal no ápice do dente.

A redução oclusal pode ajudar na redução da dor pós-instrumentação em pacientes cujos dentes apresentam dor pré-operatória, vitalidade pulpar, sensibilidade à percussão e/ou ausência de radiolucência peri-radicular. A lógica biológica para o alívio da dor proporcionado pelo trauma oclusal deve-se à redução da alodinia mecânica (ou seja, sensibilidade à percussão) dos nociceptores sensibilizados. (Fig. 7.9)

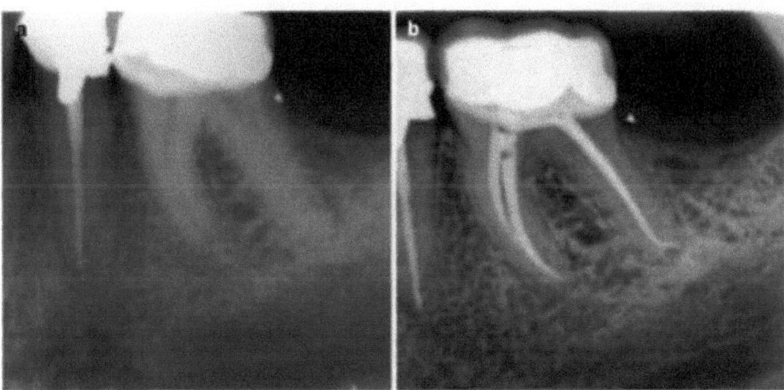

*Fig. 7.9 Radiografias clínicas mostrando um caso endodôntico diagnosticado como periodontite apical aguda. **(a)** Após a colocação de uma restauração de coroa total de ouro no dente 36, o paciente queixou-se de sensibilidade a líquidos quentes e frios. Após a aplicação de um estímulo térmico (neve de CO2), o paciente sentiu uma dor persistente que durou até um minuto após a remoção do estímulo. Havia sensibilidade evidente à mordedura e dor à percussão. Radiograficamente não se observou qualquer patologia peri-radicular evidente, (b) Iniciou-se o tratamento endodôntico não cirúrgico através da coroa com irrigação de hipoclorito de sódio, tendo todos os sintomas sido resolvidos após o procedimento de limpeza e moldagem. Foi colocado um penso intra-canal de hidróxido de cálcio durante um período de 2 semanas antes da obturação com uma técnica de compactação vertical quente utilizando cimento Hplus e guta-percha*

7.10ABCESSO APICAL AGUDO

Os pacientes apresentarão um dente muito doloroso e o teste pulpar indicará uma polpa necrótica. O inchaço está frequentemente presente e pode estar localizado na área mucogengival ou pode envolver planos e espaços fasciais.

O dente é muito sensível à percussão e à palpação e pode apresentar vários graus de mobilidade. O exame radiográfico pode não revelar alterações anatómicas em alguns casos e uma patologia periapical evidente noutros. O doente pode ou não apresentar manifestações sistémicas, incluindo linfadenopatia e a presença de pirexia. Será necessário um tratamento imediato para evitar a propagação da infeção potencialmente fatal e um encaminhamento urgente se as medidas locais não proporcionarem um alívio adequado (Fig. 7.10).

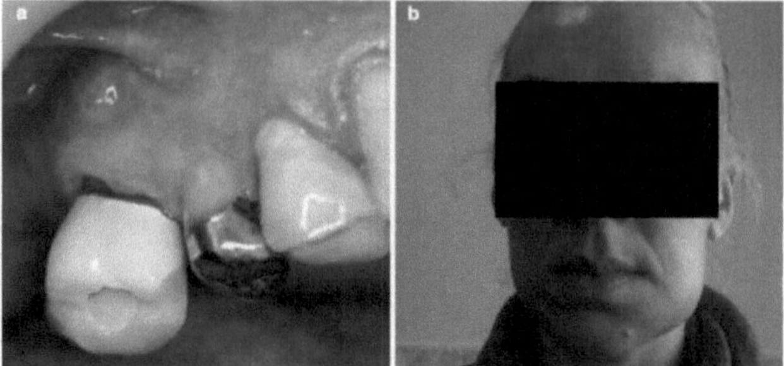

*Fig 7.10 **(a)** Fotografias clínicas mostrando casos endodônticos diagnosticados como abcesso apical agudo, **(a)** Inchaço localizado na área mucogengival adjacente ao dente 16. O acesso endodôntico anterior foi tentado pelo dentista geral, mas os canais eram difíceis de localizar através da coroa. O paciente estava a sentir dor localizada na gengiva sobrejacente e o dente era muito sensível à pressão. (b) Um doente de 40 anos, saudável e em boa forma, foi encaminhado devido a dificuldades no tratamento do canal radicular do dente 36. O paciente apresentava uma infeção evidente do espaço bucal que não respondia às medidas locais de incisão e drenagem e antibióticos orais. O paciente foi encaminhado para o departamento maxilofacial local, onde o dente foi subsequentemente extraído*

7.11 PERIODONTITE APICAL CRÓNICA

Quando as bactérias e os produtos bacterianos de uma polpa necrótica penetram nos tecidos periapicais, o sistema imunitário do paciente pode envolver-se num conflito crónico. O processo inflamatório resultante causa reabsorção óssea perirradicular que é demonstrada como uma radiolucência perirradicular na radiografia.

Clinicamente, o paciente é assintomático, sem sensibilidade à percussão ou à palpação na região. O exame da polpa confirma uma polpa necrótica. O tratamento não-cirúrgico eficaz do canal radicular faz muitas vezes pender a balança a favor da resposta imunitária do hospedeiro, reduzindo a carga bacteriana no dente e nos tecidos peri-apicais, permitindo a cicatrização. Nos casos em que não é efectuado qualquer tratamento, o equilíbrio temporário entre as bactérias e o hospedeiro acaba por ser alterado, com os doentes a sentirem frequentemente dor em resultado desta alteração e de uma maior migração bacteriana, erosão do osso cortical e expansão da lesão. Clinicamente, o doente sintomático que apresenta uma lesão radiolúcida pode ser classificado como uma exacerbação aguda da periodontite apical crónica. O abcesso de Phoenix é um termo aplicado à exacerbação de um dente assintomático durante a instrumentação. O processo de instrumentação (e possivelmente a sobre-instrumentação) pode inadvertidamente inocular os tecidos periapicais com bactérias, criando uma reação inflamatória e um surto. (Fig. 7.11)

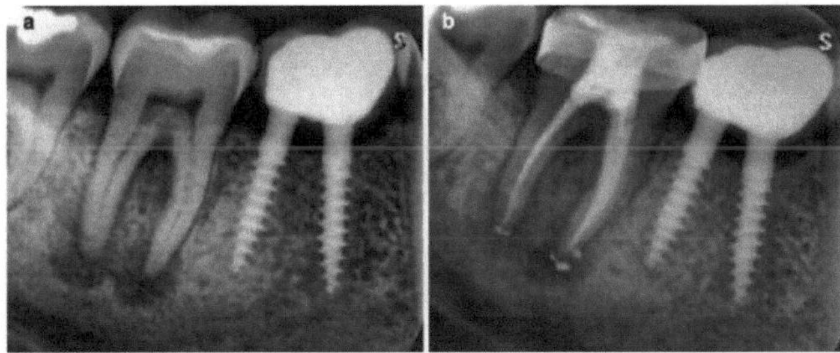

Fig 7.11 Radiografias clínicas demonstrando um caso endodôntico diagnosticado como periodontite apical crónica. (a) Um senhor de 42 anos, saudável e em boa forma, foi encaminhado para uma opinião endodôntica sobre o dente 47. O paciente apresentava uma história de sensibilidade térmica e dor ao soltar durante vários meses no lado direito. Recordou alguma dor localizada, exacerbada ao morder e mastigar, mas que se resolveu por si só. O exame clínico não revelou qualquer sensibilidade ou dor associada ao dente 47. O exame pré-operatório confirmou radiolucências peri-radiculares extensas associadas aos ápices radiculares do dente 47. (b) Radiografia final pós-operatória. Note-se que não foram detectadas fissuras ou fracturas evidentes no interior do dente e que o perfil de perfuração do dente estava dentro dos limites normais. Foi colocada uma banda ortodôntica até à restauração definitiva da coroa com o seu médico dentista

7.i2 PERIODONTITE CRÓNICA APICAL COM SUPURAÇÃO

Clinicamente, o doente é assintomático com pouco ou nenhum desconforto. Há uma história de descarga intempestiva de pus através de um trato sinusal associado que permite a drenagem. O dente não responde a testes de polpa eléctrica e a estímulos térmicos. Os testes de percussão e palpação não respondem. Estará presente um seio que pode ou não estar a drenar exsudado.

O exame radiográfico revelará destruição óssea com radiolucência. Para confirmar a origem do seio de drenagem, quando presente, um cone de guta-percha é cuidadosamente colocado através do seio ou da abertura até parar e é tirada uma radiografia. Ocasionalmente, dentes tratados com raiz ou dentes sem polpa onde a infeção bacteriana persiste podem apresentar um seio de drenagem de origem pulpar. O tratamento endodôntico ou o retratamento estão indicados e o seio resolver-se-á após um desbridamento quimio-mecânico adequado para reduzir a carga microbiana (Fig 7.12).

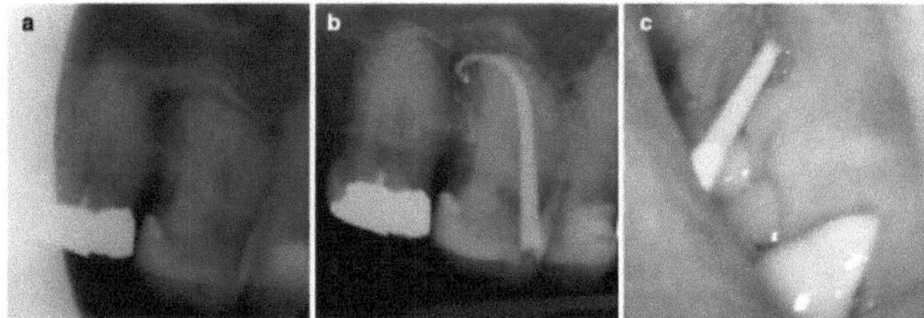

Fig 7.12 Radiografias clínicas e fotografia demonstrando uma periodontite ótica crónica com supuração, (a) O dente 16 demonstra um sistema de canais radiculares calcificado com uma lesão radiolúcida perirradicular relativamente grande associada ao periápice fundido. O perfil de sondagem periodontal estava dentro dos limites normais. O dente não respondeu aos testes térmicos (neve de C02) e de polpa eléctrica. Tanto a percussão como a palpação provocaram respostas normais, (b) e (c) Foi observado um seio de drenagem na mucosa alveolar sobrejacente que foi traçado com um cone de guta-percha para confirmar o envolvimento do dente 16. Foi recomendado um tratamento não cirúrgico do canal radicular

7.13 OSTEÍTE DE CONDENSAÇÃO

Área localizada de esclerose óssea associada aos ápices dos dentes que apresentam pulpite. O dente envolvido terá frequentemente um historial de inflamação crónica de baixo grau, como uma polpa necrótica, um historial de restaurações extensas ou um dente fissurado. O paciente pode ser assintomático ou apresentar uma grande variedade de sintomas pulpares (Fig. 7.13).

O teste da polpa eléctrica e o estímulo térmico podem ou não ser reactivos. A sensibilidade à percussão e à palpação pode estar presente ou ausente.

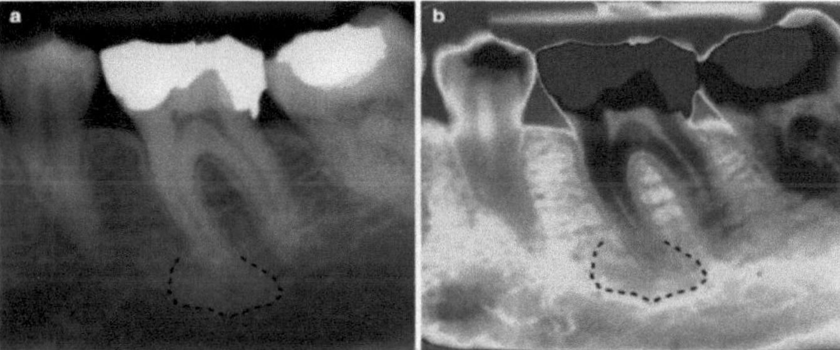

Fig. 7.13 Radiografias clínicas demonstrando um caso endodôntico diagnosticado como osteíte condensante, ***(a)*** *O primeiro molar inferior esquerdo apresentava hipersensibilidade ao frio nos últimos meses após a colocação de uma restauração extensa de amálgama - com exposição pulpar próxima dos canais mesiais. As respostas pulpares foram negativas tanto ao estímulo térmico (neve de C02) quanto ao teste elétrico da polpa. O tratamento endodôntico não cirúrgico é indicado, seguido de restauração com cobertura pulpar fundida. Com o tempo, a osteíte condensante deve regredir*

O exame radiográfico revelará um aumento da radiopacidade associada ao periápice do dente agressor. O tratamento endodôntico não cirúrgico é o tratamento de eleição se o paciente desejar manter o dente[133136]

8. LESÕES CÍSTICAS E NÃO CÍSTICAS NO PERIÁPICE DOS DENTES

Muitas lesões que ocorrem nos maxilares, incluindo lesões de origem endodôntica (quistos inflamatórios, granulomas, abcessos ou cicatrizes fibrosas), têm aparências radiológicas semelhantes, tornando muitas vezes difícil a sua diferenciação. Embora raras, foram documentadas outras lesões periapicais clinicamente confusas, incluindo lesões malignas

7.5 PATOLOGIAS PERI-APICAIS EM ENDODONTIA

Um quisto, derivado do grego Krystis que significa saco ou bexiga, é definido como uma cavidade patológica fechada, revestida por um epitélio que contém um material líquido ou semi-sólido. Os quistos radiculares são quistos inflamatórios dos maxilares que ocorrem habitualmente no periápice de uma polpa necrótica e infetada como sequela direta de um granuloma apical, embora um granuloma nem sempre tenha de evoluir para um quisto. Ocasionalmente, também podem ser encontrados nos aspectos laterais da raiz em relação a um canal acessório lateral.[137]

As radiolucências perirradiculares persistentes de origem endodôntica devem-se normalmente a infeção intra-radicular, infeção extra-radicular, reacções de corpos estranhos, quistos verdadeiros e tecido fibroso cicatricial .[118]

O tratamento ortógrado do canal radicular ou o retratamento com a intenção de remover/eliminar os microrganismos abaixo de um limiar crítico conducente à cicatrização é a primeira linha de tratamento em todos os casos. As lesões associadas a infecções extra-radiculares, quistos verdadeiros e reacções de corpos estranhos só podem ser tratadas através de cirurgia peri-radicular. As lesões periapicais que cicatrizam através de tecido cicatricial fibroso não necessitam de tratamento.[139] (Fig. 8.1)

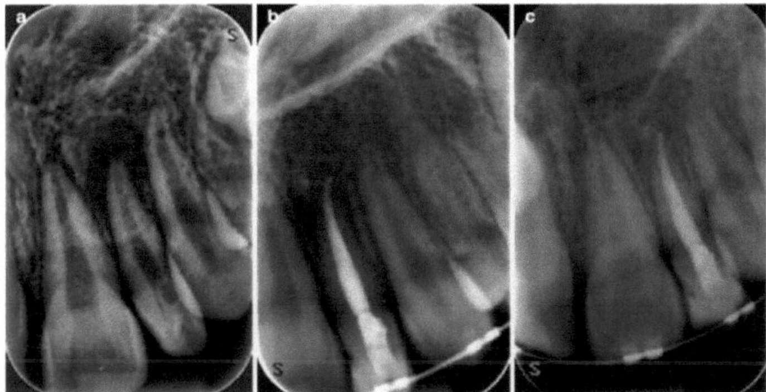

Fig. 8.1 Radiografias clínicas mostrando a resolução da lesão endodôntica periapical após terapia não cirúrgica do canal radicular. Observe (a) a vista pré-operatória do dente 22 mostrando uma lesão perirradicular distinta, (b) a radiografia de revisão de 6 meses após a conclusão mostrando uma redução significativa no tamanho da lesão e (c) o acompanhamento de 12 meses demonstrando o espaço intacto do ligamento periodontal associado à lesão periapical.

Muitas lesões que ocorrem na mandíbula, incluindo lesões de origem endodôntica (quistos inflamatórios, granulomas, abcessos ou cicatrizes fibrosas) têm aparências radiológicas semelhantes, tornando muitas vezes difícil a sua diferenciação. Embora raras, foram documentadas outras lesões periapicais clinicamente confusas, incluindo lesões malignas.

Por conseguinte, é imperativo compreender a patogénese das lesões endodônticas comuns e o seu tratamento para garantir que se evitam erros de diagnóstico. A anamnese cuidadosa e os achados clínicos devem ser avaliados tendo em consideração os achados radiográficos para ajudar a reduzir o diagnóstico diferencial. O acompanhamento é importante não só para garantir que qualquer abordagem de tratamento terapêutico foi bem sucedida, mas também para confirmar que foi feito o diagnóstico correto .[140]

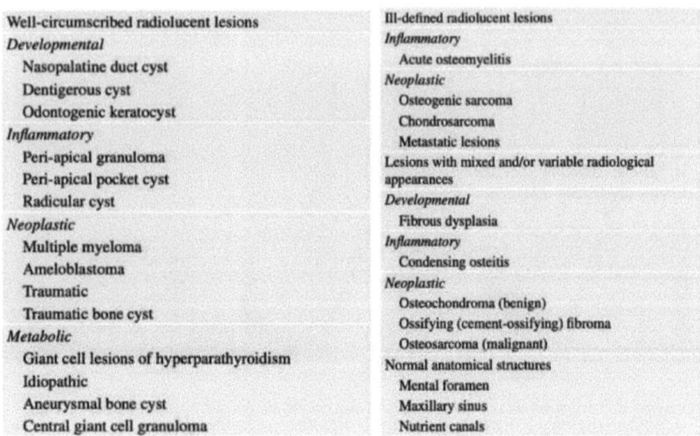

Well-circumscribed radiolucent lesions
Developmental
Nasopalatine duct cyst
Dentigerous cyst
Odontogenic keratocyst
Inflammatory
Peri-apical granuloma
Peri-apical pocket cyst
Radicular cyst
Neoplastic
Multiple myeloma
Ameloblastoma
Traumatic
Traumatic bone cyst
Metabolic
Giant cell lesions of hyperparathyroidism
Idiopathic
Aneurysmal bone cyst
Central giant cell granuloma

Ill-defined radiolucent lesions
Inflammatory
Acute osteomyelitis
Neoplastic
Osteogenic sarcoma
Chondrosarcoma
Metastatic lesions
Lesions with mixed and/or variable radiological appearances
Developmental
Fibrous dysplasia
Inflammatory
Condensing osteitis
Neoplastic
Osteochondroma (benign)
Ossifying (cement-ossifying) fibroma
Osteosarcoma (malignant)
Normal anatomical structures
Mental foramen
Maxillary sinus
Nutrient canals

Quadro 8.1 Crivo cirúrgico para lesões radiolucentes e mistas da mandíbula

(Tabela 8.1) Duas categorias distintas de quistos radiculares têm sido relatadas na literatura, fazendo uma distinção entre as cavidades que contêm epitélio completamente fechado (quisto radicular verdadeiro) e aquelas que contêm cavidades revestidas de epitélio que estão abertas aos canais radiculares (quisto da baía ou quisto da bolsa peri-apical). O primeiro é uma entidade independente, resultando numa lesão que é autossustentável e já não depende da presença ou ausência de infeção do canal radicular. Como resultado, a excisão cirúrgica teria de ser efectuada após o tratamento convencional do canal radicular para garantir a cicatrização. Neste último caso, o tratamento não cirúrgico do canal radicular efectuado eficazmente eliminaria a infeção no espaço do canal radicular, assegurando a cicatrização dos quistos da bolsa peri-apical[138] . (Fig. 8.2)

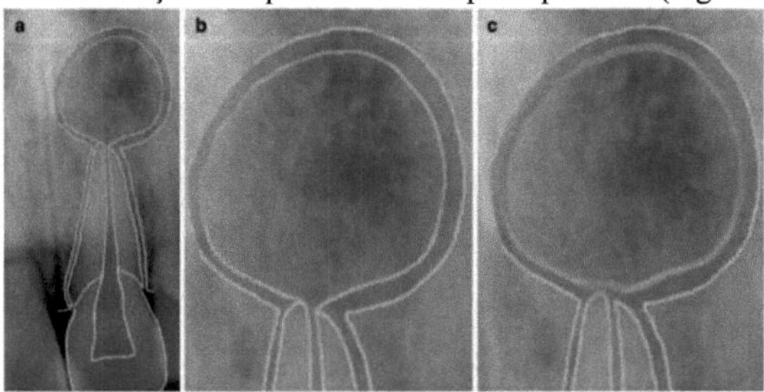

Fig. 8.2 Diagramas mostrando (a) um dente não vital com uma lesão aperi-radicular que não

pode ser distinguida radioactivamente de um granuloma aperi-apical, abcesso ou quisto. Note-se (b) o quisto de bolsa aperi-apical que, por definição, tem uma cavidade revestida por epitélio que comunica com o sistema de canais radiculares e (c) um quisto radicular em que a cavidade revestida por epitélio está completamente isolada do sistema de canais radiculares. O primeiro resolve-se frequentemente após uma terapia não cirúrgica do canal radicular, enquanto o segundo pode exigir enucleação cirúrgica

Atualmente, o padrão de ouro para o diagnóstico de uma lesão periapical baseia-se em achados clínicos e histológicos, utilizando secções seriadas da lesão na sua totalidade[120] . No passado, eram feitas suposições com base em achados radiológicos para diferenciar entre um verdadeiro quisto radicular e um granuloma periapical, o que não tinha fundamento científico.

Frequentemente, o tamanho da lesão era medido e os diâmetros radiográficos maiores eram mais provavelmente considerados de natureza quística do que granulomatosa, o que nem sempre era o caso.[121] As aparências radiológicas dos quistos são frequentemente descritas como radiolucências redondas ou ovóides rodeadas por uma margem demarcatória radiopaca estreita, que se estende a partir da lâmina dura do dente envolvido. Em quistos infectados ou de crescimento rápido, esta margem pode não estar presente e, por conseguinte, estas caraterísticas não estão correlacionadas com o diagnóstico definitivo de um verdadeiro quisto radicular.[142]

Existem várias abordagens cirúrgicas para o tratamento de lesões quísticas dos maxilares, incluindo enucleação, marsupialização e descompressão. A enucleação consiste na remoção completa do revestimento do quisto, o que constitui uma modalidade de tratamento definitiva que, normalmente, não requer uma intervenção posterior. O risco de morbilidade é mais elevado, uma vez que as estruturas e os dentes próximos podem ser danificados. A marsupialização é a conversão de um quisto numa bolsa. O teto cístico é removido na sua totalidade e os bordos cortados do quisto remanescente são suturados ao tecido mole adjacente que reveste a cavidade oral, o seio maxilar ou a cavidade nasal, formando uma bolsa contínua. A descompressão cirúrgica é uma técnica minimamente invasiva através da qual uma lesão quística de grandes dimensões é convertida numa lesão de pequenas dimensões, com o objetivo de reduzir a morbilidade de qualquer intervenção cirúrgica futura quando se considera a enucleação. A descompressão envolve a inserção de um stent de descompressão/tubo de drenagem na lesão peri-apical, irrigação regular, ajuste periódico do comprimento e manutenção do dreno durante períodos de tempo variáveis. Está contra-indicada em casos de granulomas dentários de grandes dimensões ou de qualquer lesão celular sólida, uma vez que não existe uma cavidade cheia de líquido para descomprimir.[143]

Têm sido relatados numerosos casos de lesões benignas e malignas não odontogénicas que se apresentam na área peri-apical, imitando lesões de origem endodôntica. A frequência e a distribuição das lesões radiolúcidas dos maxilares num estudo retrospetivo revelaram que a maioria das lesões não cicatrizantes submetidas a biópsia foram classificadas como granulomas apicais (40,4 %) ou quistos apicais (33,1 %), e eram frequentemente provenientes do maxilar anterior. Mais de 20 % das lesões radiolúcidas não cicatrizantes apresentadas tinham uma implicação patológica mais grave, como queratocistos odontogénicos (8,8 %), lesões centrais de células gigantes (1,3 %), ameloblastomas (1,2 %) e até mesmo o pequeno mas importante número de lesões metastáticas (0,26 %). A maioria destas lesões localizava-se na parte posterior da mandíbula. Os granulomas ou quistos (73%) eram frequentemente provenientes da maxila anterior. Assim, as lesões radiolúcidas não cicatrizantes da mandíbula, para além dos granulomas ou quistos, foram registadas mais de 20% das vezes e podem ter implicações patológicas mais graves, sugerindo o valor dos diagnósticos diferenciais.[144]

Os quistos comuns que imitam lesões de origem endodôntica incluem os queratocistos odontogénicos, os quistos residuais, os quistos periodontais laterais e os quistos do ducto nasopalatino.[145]

As lesões agressivas benignas que causam lesões localmente destrutivas que imitam a patose peri-apical incluem granulomas centrais de células gigantes[126] , fibroma ossificante central, tumor odontogénico epitelial calcificante (tumor de Pindborg), osteoblastoma e fibroma odontogénico central.[147]

A displasia cimento-óssea benigna, incluindo a displasia cementária periapical, pode desenvolver-se em torno dos ápices dos dentes, representando um desafio de diagnóstico bem reconhecido que é difícil de distinguir dos granulomas periapicais nas fases iniciais.[148]

A inflamação granulomatosa, que se distingue do tecido de granulação associado aos granulomas periapicais, é uma entidade distinta que tem sido relatada na literatura, provocada por material estranho. Foi proposto que a inflamação granulomatosa induzida por corpos estranhos no periápice dos dentes pode resultar em tratamento endodôntico que não cicatriza.[139]

Uma variedade de lesões neoplásicas malignas mal diagnosticadas tem sido relatada na literatura endodôntica, mascaradas no periápice dos dentes, semelhantes a lesões de origem endodôntica. Como resultado das semelhanças clínicas e radiográficas, essas lesões podem ser confundidas com doenças inflamatórias ou infecciosas dos maxilares, criando um dilema para o clínico. A avaliação histopatológica é de suma importância quando a lesão não responde ao tratamento de rotina.[137,140,141]

7.6 DIAGNÓSTICO DIFERENCIAL DAS LESÕES RADIOLÚCIDAS DOS MAXILARES

As lesões peri-radiculares mais comuns dos maxilares são o granuloma peri-apical, o quisto periapical (quisto radicular e peri-apical de bolsa) e o abcesso dentário crónico, que são de origem inflamatória devido ao desaparecimento da polpa dentária. As três lesões apresentam-se tipicamente como radiolucências peri-radiculares uniloculares, de tamanhos variados. Os resultados inequívocos dos sinais e sintomas clínicos, incluindo o teste de vitalidade da polpa e o diagnóstico radiográfico, conduzem muitas vezes ao início do tratamento do canal radicular, o que faz pender a balança para a cura. A necessidade de acompanhamento é um pré-requisito não só para determinar o resultado do tratamento, mas também para assegurar que se chegou a um diagnóstico correto. Nos casos de lesões que não respondem, pode ser necessária uma abordagem cirúrgica para confirmar histopatologicamente a razão subjacente ao insucesso e também excluir a possibilidade de outras lesões que imitam a patologia endodôntica.

7.7 LESÕES DE ORIGEM ENDODÔNTICA

7.7.1 **Granuloma peri-apical**

Reação inflamatória crónica que consiste em tecido granulomatoso predominantemente infiltrado com linfócitos, plasmócitos e macrófagos. A lesão é mantida por conteúdos pulpares necróticos persistentes, resultando numa lesão radiolúcida bem circunscrita em torno do periápice de um dente. Ocasionalmente, a lesão pode apresentar-se lateralmente em resposta a um canal lateral ou perfuração. A terapia endodôntica não cirúrgica erradicará a lesão (Fig. 8.3).

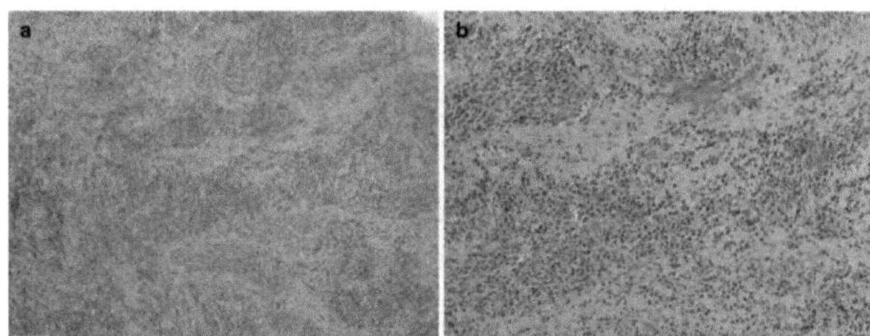

Fig. 8.3 Fotomicrografias clínicas mostrando caraterísticas histopatológicas distintas do granuloma periapical. As caraterísticas típicas incluem tecido de granulação cronicamente inflamado no ápice de um dente não vital rodeado por tecido conjuntivo fibroso e linfático (células plasmáticas, neutrófilos, mastócitos, etc.). Observar microscopia ótica (a) × 100, (b) × 200

7.7.2 **Osteíte de condensação peri-apical**

A hiperplasia reactiva no periápice de um dente em resposta a uma infeção pulpar de baixo grau pode levar à osteíte condensante. Tipicamente observada em adultos jovens e adolescentes, afectando mais frequentemente os molares e pré-molares mandibulares. O osso é compacto e denso com inflamação crónica mínima, aparecendo mais radiopaco no periápice do dente. É necessário tratamento endodôntico para resolver o problema.

8.3.3 Abcesso apical agudo

Um abcesso é definido como uma "coleção localizada de pus" que pode ocorrer à volta do periápice de um dente infetado endodonticamente. Um abcesso é um foco de inflamação aguda caracterizado por uma coleção distinta de leucócitos polimorfonucleares dentro de uma lesão inflamatória crónica pré-existente (por exemplo, granuloma). Um abcesso peri-apical agudo é uma condição muito dolorosa que se caracteriza por um latejar intenso; dor extrema ao toque, à mordedura e à percussão; sensibilidade à palpação; e aumento da mobilidade do dente. Pode ser evidente um inchaço intra-oral ou extra-oral. Radiograficamente, pode não haver quaisquer sinais.

Abcesso apical crónico (abcesso phoenix) Periodontite apical crónica com supuração Estes termos denotam um abcesso peri-apical que surge de uma exacerbação aguda de uma lesão peri-apical inflamatória crónica. (Fig. 8.4)

A lesão aparece como uma radiolucência bem demarcada no periápice de um dente. Histopatologicamente, está presente uma mistura variável de tecido conjuntivo fibrovascular, cicatriz e células inflamatórias crónicas com focos de neutrófilos, edema e necrose de liquefação. Muitas vezes, a drenagem pode ser evidente através de um seio intra-oral, com ou sem sintomas. O tratamento endodôntico não cirúrgico erradicará a lesão.

8.3.4 Cisto de bolsa peri-apical

Uma lesão inflamatória que contém uma cavidade revestida por epitélio, semelhante a um saco, que é aberta e contínua com o canal radicular. Os quistos de bolsa têm maior probabilidade de cicatrizar após terapia endodôntica não cirúrgica do dente, uma vez que o tratamento remove a fonte de irritação. Uma radiolucência bem definida será associada apicalmente ou lateralmente e indistinguível de granuloma periapical ou quisto radicular. O tratamento não cirúrgico erradica frequentemente a lesão. (Fig. 8.5)

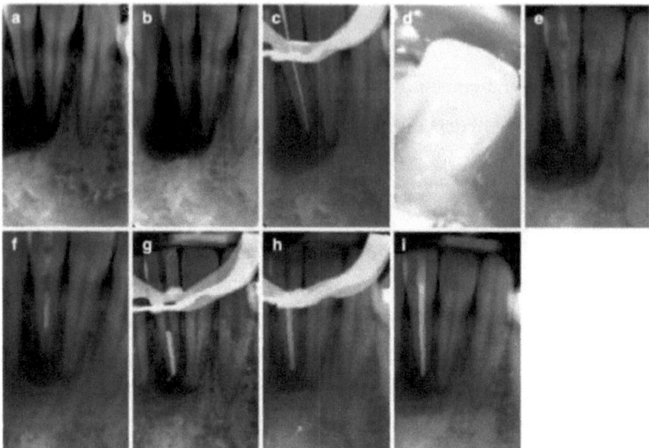

Fig. 8.4 Radiografias clínicas e fotografia demonstrando o caso diagnosticado como abcesso apical crónico. Observe (a) e (b) o deslocamento paralelo periapical e mesial de 20° mostrando uma extensa lesão radiolúcida perirradicular que se estende desde o periápice dos dentes 32, 31 e 41. Após o teste de sensibilidade da polpa, foi feito um diagnóstico de periodontite apical crónica do 31. Os dentes 32 e 41 foram considerados vitais. (c) A preparação da MAF foi concluída utilizando limas manuais, (d) foi utilizada uma lima de patência e foi observado exsudado do pús, (e) foi colocada medicação intra-canal durante 3 meses, e (f) a consulta de revisão mostrou que o penso foi reabsorvido e a lesão peri-apical reduziu consideravelmente de tamanho, (g~i) tratamento endodôntico não cirúrgico concluído. O paciente foi colocado numa nova revisão

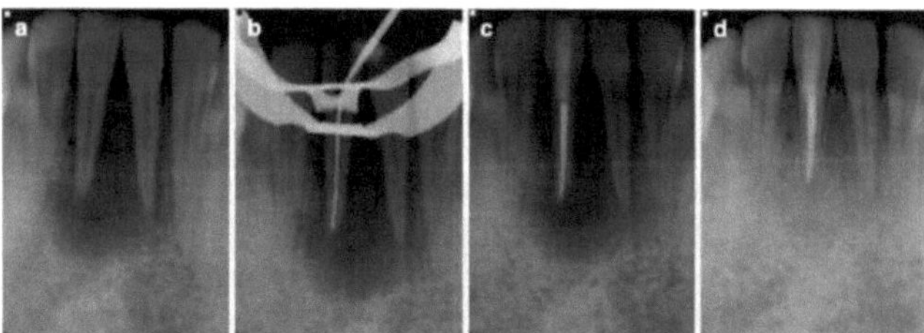

Fig. 8.5 Radiografias clínicas demonstrando o tratamento de uma lesão periapical de grandes dimensões associada aos periápices dos dentes 31 e 41. O diagnóstico diferencial inclui granuloma periapical, cisto de bolsa periapical e cisto radicular, (a) Radiografia pré-operatória inicial. Notar radiolucência peri-apical difusa. (b) Radiografia de perfil apical principal (não se nota nenhum canal lingual adicional), (c) Vista pós-operatória do dente 41 obliterado e (d) Acompanhamento de 6 meses mostrando a resolução completa da lesão peri-radicular e confirmando que o dente 31 não foi envolvido (como demonstrado pela incisão pulpar pré-

operatória)

8.3.5 Quisto radicular

Uma lesão inflamatória com uma cavidade patológica distinta, completamente envolvida por um revestimento epitelial, de modo a que não exista comunicação com o canal radicular. Ocorre como resultado da proliferação induzida pela inflamação de restos de Malassez dentro do granuloma peri-apical. A patogénese dos quistos radiculares foi descrita como sendo composta por três fases distintas: a fase de iniciação, a fase de formação do quisto e a fase de aumento do quisto. Na primeira fase, como resultado da inflamação, ocorre a proliferação de restos de Malassez dentro do granuloma periapical.

O mecanismo exato para induzir a proliferação epitelial é desconhecido, mas pensa-se que os mediadores inflamatórios e as toxinas bacterianas provenientes da polpa necrótica desempenham um papel central. Durante a segunda fase, desenvolve-se uma cavidade cística revestida por epitélio em proliferação. Mais uma vez, o mecanismo exato da formação da cavidade do quisto é uma questão de debate. As três principais hipóteses para o desenvolvimento da formação da cavidade incluem a possibilidade de proliferação do epitélio para cobrir a superfície do tecido conjuntivo de uma cavidade de abcesso, a formação da cavidade como resultado da rutura do tecido conjuntivo rodeado por folhas de epitélio e a degeneração epitelial na qual se formam microquistos no centro de grandes massas epiteliais por degeneração das células epiteliais e autólise.

Os quistos radiculares clinicamente pequenos são frequentemente assintomáticos e só são descobertos durante um exame radiográfico de rotina. Ao longo do tempo, se o quisto não for detectado, pode expandir-se lentamente, alargando a mandíbula. As tumefacções iniciais são geralmente duras e ósseas, mas à medida que o quisto aumenta de tamanho, o osso cortical sobrejacente pode tornar-se muito fino até que, finalmente, com a reabsorção óssea progressiva, a tumefação exibe um "estalar de casca de ovo". Eventualmente, a perda completa do osso sobrejacente resulta no aparecimento de uma mucosa azulada e o quisto torna-se flutuante. (Fig. 8.6).

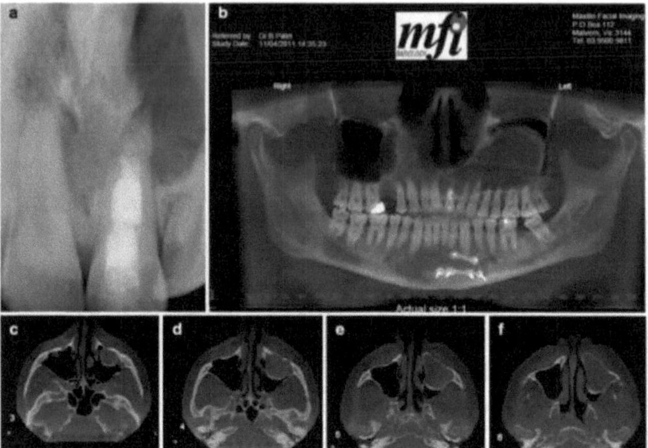

Fig. 8.6 Caso clínico mostrando um grande quisto radicular ocupando o seio maxilar esquerdo em resultado de um incisivo central não vital que tinha sofrido um traumatismo em criança. O paciente apresentou-se com um seio drenante em relação ao dente 21, mas sem inchaço facial evidente. (a) A radiografia intra-oral inicial demonstrou uma grande lesão peri-radicular cujas margens não podiam ser visualizadas completamente. Note-se a extensão da expansão do seio maxilar esquerdo observada no (b) tomograma rotacional e (c-f) cortes sagitais

Histopatologicamente, é evidente uma parede inflamada de tecido conjuntivo fibrovascular com revestimento de epitélio escamoso estratificado não queratinizante e frequentemente hiperplásico. Radiograficamente, pode ser observada uma radiolucência bem definida com possíveis bordos radiopacos apical e lateralmente, indistinguível de um granuloma peri-apical ou de um quisto de bolsa peri-apical.

O quisto radicular contém frequentemente grandes quantidades de cristais de colesterol, que não podem ser removidos pelo sistema de defesa do hospedeiro, contribuindo assim para manter esta condição patológica.
Será necessária uma cirurgia endodôntica com curetagem (Fig. 8.7).

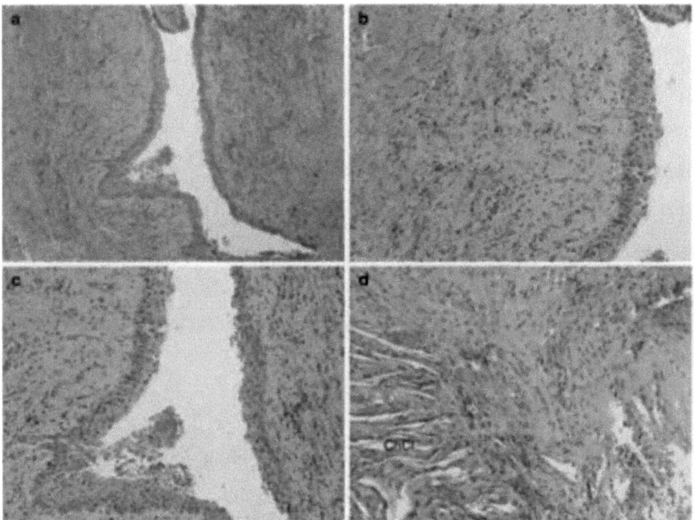

*Fig 8.7 Fotomicrografias clínicas com coloração de hematoxilina e eosina demonstrando caraterísticas histopatológicas de um quisto radicular. Estas incluem (a-c) uma cavidade revestida por epitélio escamoso hiperplásico não queratinizado e **(d)** fendas de colesterol (ChCl). Nota: Microscopia de luz **(a)** ×100 e **(b~d)** ×200*

8.3.6 Quisto residual

Um quisto residual surge a partir de restos epiteliais estimulados a proliferar por um processo inflamatório com origem na necrose pulpar de um dente não vital que já não está presente. Normalmente, um dente não vital permanece in situ o tempo suficiente para desenvolver patose peri-apical crónica (ou seja, um quisto radicular). Eventualmente, o dente é extraído com pouca atenção à patose peri-apical, que permanece no maxilar como um quisto residual. Ao longo dos anos, o quisto pode regredir, permanecer estático ou crescer. A sintomatologia clínica contínua ou os achados radiográficos casuais podem alertar o clínico para a presença de um quisto radicular que requer excisão e exame histopatológico para confirmar o diagnóstico.

8.3.7 Tecido fibroso cicatricial peri-apical

Uma lesão persistente bem circunscrita que pode estar presente após a conclusão da terapia endodôntica não cirúrgica ou cirúrgica. A cicatrização após a resolução da inflamação ocorre através de tecido cicatricial fibroso que preenche o defeito em vez de osso. O infiltrado de células inflamatórias será mínimo ou inexistente em termos histopatológicos. Este tipo de lesão pode ser interpretado como "fracasso" durante os procedimentos de acompanhamento e deve ser distinguido de um verdadeiro fracasso devido à inflamação persistente. O tecido cicatricial ocorre habitualmente em lesões de passagem, em que o preenchimento ósseo é precedido por tecido fibroso.

8.4LESÕES DE ORIGEM NÃO ENDODÔNTICA

Muitas estruturas anatómicas e lesões osteolíticas podem ser confundidas com patologia perirradicular e têm sido relatadas na literatura, incluindo vários quistos de desenvolvimento, lesões fibro-ósseas, infecções, condições inflamatórias granulomatosas e uma vasta gama de neoplasias benignas ou malignas. Além disso, outras sobreposições anatómicas radiográficas que têm sido confundidas com patologia perirradicular incluem o seio maxilar, os canais nutritivos, a fossa nasal e a fossa lateral ou submandibular. Muitas condições sistémicas podem imitar ou afetar o aspeto radiográfico do processo alveolar.

8.4.1 Quistos

8.4.1. a. Odontogeniceratocisto

Um quisto de desenvolvimento que surge dos restos da lâmina dentária, surgindo em qualquer idade e mais frequentemente localizado no corpo mandibular posterior e no ramo. As lesões múltiplas são frequentemente observadas na síndrome do nevo de células basais (síndrome de Gorlin-Goltz). Radiograficamente, apresenta-se como uma lesão lucente unilocular ou multilocular bem circunscrita com bordos bem corticados. Uma caraterística importante destes quistos é o seu crescimento na direção ântero-posterior com uma expansão cortical mínima. Estes quistos continuarão a persistir e a aumentar após a terapia do canal radicular.

8.4.1. b. Cisto do ducto nasopalatino

Um quisto de desenvolvimento que surge dos restos epiteliais do ducto nasopalatino no canal incisivo. Ocorre geralmente na linha média da maxila, com inchaço palatino ocasional se for suficientemente grande. Existe um elevado risco de interpretação incorrecta quando um dente incisivo maxilar coincidente se apresenta com vitalidade questionável.

8.4.1. c. Cisto periodontal lateral

Um cisto de desenvolvimento que surge dos restos da lâmina dentária. Ocorre normalmente em adultos de meia-idade nas regiões dos pré-molares e caninos da mandíbula e do maxilar. Tipicamente ocorre entre as raízes dos dentes vitais.

8.4.1. d. Ameloblastoma

A maioria dos ameloblastomas é benigna, com menos de 1 % a apresentar um comportamento maligno. Ocorrem tipicamente em adultos entre a 3ª e a 7ª década de vida como lesões assintomáticas que podem causar inchaços faciais. O local mais comum de ocorrência é o ramo ascendente e o corpo proximal da mandíbula. Os ameloblastomas são subdivididos em uni-císticos ou multi-císticos. Uma expansão acentuada da placa cortical buço-lingual pode ser evidente nas radiografias, dando origem a uma aparência de "bolha de sabão". A reabsorção e o deslocamento dos dentes podem ser evidentes.

8.4.1. e. Granuloma central de células gigantes

Estas lesões podem ocorrer em qualquer idade, mas têm uma propensão para ocorrer em doentes com menos de 30 anos de idade e mais frequentemente no sexo feminino. A lesão apresenta-se frequentemente na parte anterior da mandíbula, com tendência para atravessar a linha média. Podem causar um grau variável de expansão óssea com divergência de raízes e reabsorção radicular. O tumor castanho do hiperparatiroidismo pode imitar os GCCG tanto radiograficamente como patologicamente, exigindo testes bioquímicos e achados radiológicos noutros ossos para ajudar a diferenciar.

8.4.2 Lesões fibro-ósseas benignas

Displasia cemento-óssea peri-apical

Um tipo específico de lesão fibro-óssea conhecida como "displasia cementária peri-apical" desenvolve-se em torno dos ápices dos dentes com uma predileção pelos incisivos mandibulares, representando um desafio de diagnóstico. Nas fases iniciais, apresenta-se como uma lesão radiolúcida bem definida, que gradualmente se torna radiopaca com um fino rebordo lúcido. Uma avaliação clínica cuidadosa, incluindo testes de sensibilidade e interpretação radiográfica, deve estabelecer um diagnóstico fiável. O tratamento endodôntico não está indicado nestes casos.

Lesões malignas

Uma ampla gama de lesões malignas primárias ou metastáticas tem sido relatada na literatura como lesões que circundam o periápice de um dente diagnosticado como algo mais sinistro após o fracasso do tratamento endodôntico para resolver os sintomas ou a confirmação por meio de diagnóstico histopatológico. O clínico astuto deve estar ciente das caraterísticas atípicas que não são comumente relatadas em infecções de origem endodôntica, como cárie mínima, reabsorção radicular, radiolucência irregular, mobilidade dentária localizada, anestesia e falha na resolução da lesão periapical após o tratamento do canal radicular. A vitalidade do dente é um achado importante na maioria destes casos, embora em raras ocasiões tenha provado não ser conclusiva.

8.5DESCOMPRESSÃO CIRÚRGICA

As opções de tratamento para a gestão de grandes lesões radiolúcidas perirradiculares incluem o tratamento não cirúrgico do canal radicular, cirurgia apical ou extração. Se a lesão estiver muito próxima dos dentes vitais adjacentes e das estruturas circundantes (como o seio maxilar, o assoalho do nariz, o canal mandibular ou o forame mentoniano), deve ser dada a devida atenção, uma vez que os riscos de danos após uma abordagem cirúrgica são elevados. Uma abordagem mais conservadora consiste na realização de um procedimento de descompressão. A descompressão cirúrgica permite uma drenagem contínua, resultando frequentemente numa redução significativa do tamanho da lesão, que pode então responder mais favoravelmente quando é efectuada uma abordagem não cirúrgica ou cirúrgica. As etapas envolvidas na realização de tal procedimento incluem:

1. É administrada uma anestesia adequada. Um bloqueio ou infiltração é mais do que suficiente para uma anestesia adequada da zona.

2. O tubo de descompressão é fabricado a partir de uma configuração intravenosa normal. Este tipo de tubo é adequado devido ao facto de ter um diâmetro suficiente para evitar o entupimento e uma resistência suficiente para evitar o colapso, estando facilmente disponível. Uma secção de tubo é pré-cortada e a extremidade terminal é biselada num ângulo de 45°.

3. É efectuada uma pequena incisão vertical dirigida para o centro da lesão. A incisão é efectuada através do periósteo até ao osso, penetrando geralmente na lesão.

4. O doente é instruído sobre a técnica de irrigação correta. É dada ao doente uma seringa Luer-Lok descartável de 10 ml com uma agulha de irrigação, juntamente com um fornecimento de água esterilizada. O doente é instruído a irrigar um mínimo de três vezes por dia, utilizando todo o conteúdo da seringa de 10 ml.
5. O doente é reavaliado semanalmente até não haver mais indícios de que o conteúdo fluido ou exsudado está a ser expelido da lesão. Este tratamento pode durar de 2 dias a 4 semanas.
6. O dente envolvido associado à lesão deve ser instrumentado endodonticamente e tratado com um medicamento intra-canal adequado (como o hidróxido de cálcio). Este tratamento deve ser efectuado antes da descompressão cirúrgica ou imediatamente a seguir.

[7]Assim que o tubo for removido definitivamente, o defeito no tecido mole deve sarar em poucos dias ou até uma semana.[142]

9. PLANEAMENTO DO TRATAMENTO E PROCESSO DE DECISÃO

O objetivo do tratamento endodôntico, do retratamento ou da cirurgia endodôntica é preservar o dente como uma unidade funcional da dentição. As opções alternativas de substituição protética após a extração, incluindo dentaduras, pontes ou implantes, são selecionadas pelas mesmas razões e, na maioria das vezes, quando o dente está comprometido.

9.1 Planeamento do tratamento e processo de tomada de decisão

O objetivo do tratamento endodôntico, do retratamento ou da cirurgia endodôntica é preservar o dente como uma unidade funcional da dentição. As opções alternativas de substituição protética após a extração, incluindo dentaduras, pontes ou implantes, são selecionadas pelas mesmas razões e, na maioria das vezes, quando o dente está comprometido. Os clínicos são frequentemente confrontados com o desafio de tomar decisões informadas sobre a opção que melhor serve o doente. Os julgamentos devem ser feitos não só com base na experiência clínica, mas também em factores de prognóstico que determinam o sucesso a longo prazo das várias opções. Deve ser feita uma avaliação cuidadosa de todos os factores e, ocasionalmente, pode ser necessária uma abordagem multidisciplinar, incluindo o endodontista, o prostodontista e/ou o periodontista, antes de se chegar à decisão final. (Fig. 9.1)

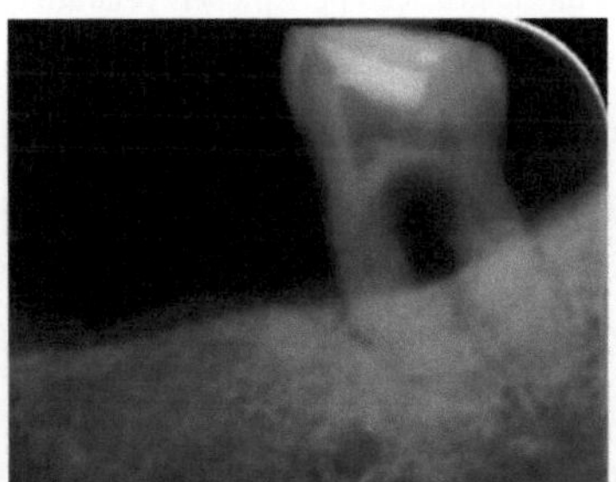

Fig. 9.1 Radiografia pré-operatória paralela e peri-opical do dente 36 que foi encaminhado para tratamento endodôntico. Note-se a doença periodontal moderada - severa (50-70 % de perda

óssea horizontal), o envolvimento da furca (grau III) e a cárie furcal grosseira associada ao dente. Este dente tem um mau prognóstico a longo prazo e não é um candidato a ^herodôntico"

Após a recolha da história do caso e a realização de todos os testes de diagnóstico relevantes, o tratamento do paciente pode então ser planeado. O tipo de tratamento endodôntico escolhido deve ter em conta a condição médica do paciente e o seu estado dentário geral. As contra-indicações ao tratamento incluem factores locais, como um dente não restaurável, suporte periodontal insuficiente, dente não estratégico, fracturas radiculares e reabsorção radicular intemal/externa extensa.[149]

O processo de decisão para decidir se o dente é recuperável ou se é preferível a extração deve basear-se numa sequência lógica de tomada de decisões. Como tal, o tratamento endodôntico deve ser integrado num plano de tratamento abrangente que inclua o tratamento restaurador e periodontal. A dificuldade do caso deve ser equilibrada com a competência e a experiência do dentista para decidir se o caso deve ser tratado em clínica geral ou se o paciente deve ser encaminhado para um endodontista. O planeamento global do tratamento endodôntico deve estar de acordo com o tratamento dentário global do paciente .[153]

O sucesso global do tratamento do canal radicular tem sido frequentemente baseado num conjunto rigoroso de critérios que definem o sucesso como um dente assintomático com uma arquitetura periodontal normal no periápice, preenchimento ósseo e ausência de infeção[134] . As revisões sistemáticas que utilizaram medidas clínicas e radiográficas da cicatrização periapical revelaram que as taxas de sucesso ponderadas e combinadas estimadas do tratamento primário do canal radicular concluído pelo menos 1 ano antes da revisão variaram entre 68 e 85% quando foram utilizados critérios rigorosos (ausência completa de radiolucência periapical). As taxas de sucesso ponderadas equivalentes do novo tratamento de canal radicular variaram entre 70 e 86%. As taxas de sucesso relatadas para ambos os tratamentos não melhoraram nas últimas cinco décadas. Verificou-se que quatro condições estavam significativamente associadas a uma melhor cicatrização periapical após o tratamento. Estas incluíam a ausência de uma lesão peri-apical, uma obturação radicular sem espaços vazios, uma obturação radicular dentro de 2 mm do ápice radiográfico e uma restauração coronal satisfatória .[155]

Um outro estudo prospetivo revelou que a taxa de sucesso do tratamento primário do canal radicular com cicatrização completa ocorreu em 83 e 80 % após o retratamento secundário do canal radicular. Quatro factores pré-operatórios (a presença de uma lesão peri-apical pré-operatória, o tamanho da lesão peri-apical, a presença de um seio pré-operatório e a presença de uma perfuração pré-existente), seis factores intra-operatórios (patência no forame apical, extensão apical da instrumentação, utilização adicional de clorexidina para irrigação, utilização adicional de EDTA como irrigante, ocorrência de complicações inter-ponto (inchaço ou dor) e extensão apical da obturação radicular) e um fator pós-operatório (qualidade da restauração coronal) foram considerados indicadores prognósticos significativos para o sucesso do tratamento primário do canal radicular e dos retratamentos secundários do canal radicular. As raízes com uma lesão periapical pré-operatória foram significativamente associadas a probabilidades de sucesso 49% mais baixas do que as raízes sem lesão. Verificou-se que as probabilidades de sucesso do tratamento diminuíam 14% por cada aumento de 1 mm no diâmetro da lesão pré-operatória. A presença de uma perfuração pré-operatória do seio ou da raiz reduziu significativamente as probabilidades de sucesso em 48% e 56%, respetivamente. Durante o tratamento, a obtenção de patência técnica no terminal do canal aumentou significativamente as probabilidades de sucesso para o dobro, enquanto que as probabilidades de sucesso foram reduzidas em 12 % por cada 1 mm do canal aquém do terminal que permaneceu "não instrumentado". Em contraste, uma obturação radicular longa reduziu as probabilidades de sucesso em 62%. A utilização de clorexidina a 0,2 % para além da solução de hipoclorito de sódio para irrigação do canal não melhorou, mas reduziu as probabilidades de sucesso em 53 %. Curiosamente, a utilização adicional de solução de EDTA para irrigação do canal não teve qualquer efeito significativo no sucesso do tratamento primário do canal radicular, mas aumentou significativamente as probabilidades de sucesso do tratamento secundário do canal radicular em duas vezes. A ocorrência de complicações entre consultas (inchaço ou dor) reduziu as probabilidades de sucesso em 47%. Finalmente, uma restauração coronal de boa qualidade aumentou significativamente as probabilidades de sucesso em 11 vezes .[156]

A endodontia cirúrgica está principalmente indicada e relacionada com a dificuldade de acesso ao tratamento não cirúrgico convencional ou ao retratamento, ou quando o acesso à área periapical é necessário para auxiliar o diagnóstico, por exemplo, para biópsia ou para identificar uma possível fratura/perfuração da raiz. A evidência limitada sugere que, embora a cirurgia possa oferecer um resultado mais favorável a curto prazo, o retratamento não cirúrgico parece oferecer um melhor resultado a longo prazo. O retratamento não cirúrgico pode proporcionar uma melhor oportunidade de limpar o espaço pulpar do que uma abordagem cirúrgica e, por conseguinte, continua a ser a opção de tratamento preferida, quando adequado.[149]

Juntamente com a ampliação através da utilização do microscópio cirúrgico, princípios refinados de gestão de tecidos moles e duros, a utilização de materiais de obturação regenerativos de extremidades radiculares e princípios melhorados de encerramento de feridas e gestão pós-operatória, a endodontia cirúrgica emergiu como um procedimento altamente previsível e relativamente indolor, com taxas de sucesso de 94 % em comparação com 59 % utilizando técnicas tradicionais[138] . O resultado da cirurgia endodôntica de repetição foi menos favorável do que o da cirurgia endodôntica primária para a doença pós-tratamento.[159]

O prognóstico a longo prazo de um dente tratado endodonticamente e a sua eventual extração dependem da saúde do periodonto. As doenças periodontais são diagnosticadas com base em sinais clínicos, com radiografias que ajudam na decisão do planeamento do tratamento. A abordagem de diagnóstico completa baseia-se na sondagem periodontal e na resposta à sondagem. [140]Uma avaliação cuidadosa e a tentativa de distinguir entre lesões periodontais verdadeiras, uma lesão de origem endodôntica, uma lesão combinada periodontal-endodôntica ou uma fratura radicular vertical são essenciais, tanto do ponto de vista da gestão como do prognóstico.[161]

A conclusão do tratamento do canal radicular não significa o fim do tratamento do paciente. O dente tratado endodonticamente precisa de ser restaurado para recuperar a sua forma, função e estética. A literatura mostra claramente que uma restauração de cobertura coronária bem construída serve para proteger o dente enfraquecido de uma fratura catastrófica e também para prevenir a reinfeção pela microbiota oral. Num estudo de amostragem de 280 pacientes e 400 dentes, aqueles que não foram coroados após o tratamento do canal radicular foram perdidos a uma taxa seis vezes maior do que aqueles que foram coroados. Por conseguinte, é imperativo efetuar uma avaliação da capacidade de restauração antes de iniciar o tratamento do canal radicular e deve ser feito um julgamento clínico, incluindo a indicação de procedimentos adicionais de alongamento da coroa para obter uma ponteira adequada.[162]

Estão disponíveis várias opções de tratamento viáveis para o médico e o doente após a perda de um dente. De um ponto de vista de análise de custos após a extração, a opção de não fazer nada pode ser benéfica para o paciente. No entanto, o paciente deve ser alertado para o facto de que a não manutenção do espaço pode resultar em alterações de posição do dente, tais como supra-erupção, inclinação, rotação e movimento lateral do dente oposto.[163]

A decisão de tratar um dente endodonticamente ou de extrair e substituir por próteses parciais ou pontes de remoção convencionais ou colocar um implante dentário unitário deve basear-se em critérios que incluem a capacidade de restauração protética do dente, a qualidade do osso, as exigências estéticas, a relação custo-benefício, os factores sistémicos, o potencial para efeitos adversos e as preferências do paciente. O tratamento endodôntico dos dentes representa uma forma viável, prática e económica de preservar a função numa vasta gama de casos e os implantes dentários são uma boa alternativa em casos selecionados em que o prognóstico é mau.[154,155]

Embora os resultados do tratamento dos canais radiculares se tenham baseado em critérios rigorosos manifestados por sinais clínicos e radiográficos de cicatrização, o mesmo não tem acontecido com os estudos sobre implantes. Em vez disso, as taxas de sobrevivência têm sido frequentemente utilizadas, não dando uma verdadeira representação das falhas inerentes aos implantes[145] . Os recentes avanços nas técnicas de implantologia trouxeram uma opção útil na gestão de dentes severamente comprometidos, afectados por uma combinação de problemas endodônticos, periodontais e de restauração. As contra-indicações para a colocação de implantes incluem psicose, doença infecciosa aguda, gravidez e terapia oncológica. O risco de osteonecrose induzida por bifosfonatos tem sido associado a doentes sob terapêutica sistémica com bifosfonatos. Devem ser tomadas precauções em doentes com diabetes e outras co-morbilidades, tais como má higiene oral e tabagismo. Os implantes só devem ser colocados quando o crescimento craniano estiver completo. Na região anterior, os implantes unitários só devem ser considerados após os 25 anos de idade.[150]

A falha do implante pode ocorrer em resultado da não integração do implante no osso ou da perda óssea subsequente à integração. Foram registadas complicações dos tecidos moles, tais como inflamação e/ou proliferação, fenestração e/ou deiscência dos tecidos moles e fístulas. Também podem ocorrer complicações mecânicas, como o afrouxamento do parafuso, a fratura do parafuso, a fratura da prótese e a fratura do implante. A peri-mucosite e a peri-implantite não são invulgares após a colocação do implante e, se não forem tratadas, resultarão em perda óssea subsequente e eventual fracasso[146]

Atualmente, os pacientes enfrentam uma série de escolhas relativamente ao tratamento de dentes individuais. Um dente pode ser retido com tratamento de canal e subsequente restauração ou pode ser extraído e não substituído, substituído por uma ponte, uma prótese removível ou um implante. Os dentistas têm o dever de fornecer uma análise exaustiva dos benefícios e riscos de cada opção e de assegurar que as necessidades do doente são abordadas com o objetivo de melhorar a saúde oral e geral .[157]

9.2 Patologia Peri-Apical

A presença de patologia peri-apical é, por vezes, o primeiro sinal de que ocorreu uma doença pulpar. Espera-se que a grande maioria dos dentes com infeção peri-apical cicatrize após um tratamento de rotina não cirúrgico do canal radicular ou um novo tratamento. Ocasionalmente, a exploração/tratamento cirúrgico pode ser indicado, mas isso é reservado para os casos que não respondem aos tratamentos convencionais (Fig. 9.2).

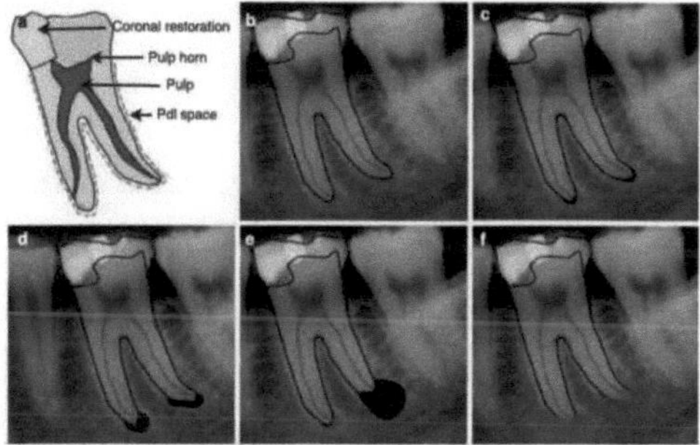

Fig 9.2 Diagramas representando (a) cárie extensa envolvendo a polpa. (b) Aspeto radiográfico normal - espaço do ligamento periodontal intacto, (c) Alterações apicais precoces - alargamento do espaço radiolúcido do ligamento periodontal, (d) Inflamação aguda destrutiva extensa - área difusa e mal definida de radiolucência no ápice, (e) Inflamação crónica de longa duração - área de radiolucência bem definida rodeada por osso esclerótico denso, (f) Inflamação crónica de baixo grau - área radiopaca difusa no ápice (osteíte condensante esclerosante)

As evidências sugerem que os dentes com radiolucências perirradiculares presentes no pré-operatório têm um mau prognóstico em comparação com os dentes sem lesões em termos de sucesso. O prognóstico do tratamento endodôntico do dente em questão deve ser tido em conta na fase de planeamento do tratamento. Estudos clássicos demonstraram que o sucesso endodôntico é de 95 % com um dente vital, 85 % com um dente com patologia periapical, 80 % com casos de retratamento e 65 % com cirurgia temporária. Os clínicos devem ser lembrados de que os estudos que relatam uma taxa de sucesso global podem não ser aplicáveis ao mesmo dente que está a ser tratado e podem ser enganadores para o doente. No entanto, se o padrão de cuidados para o tratamento do canal radicular e subsequente restauração coronária for efectuado de forma metódica, então o sucesso deverá ser possível na maioria dos casos.

9.3 Avaliação periodontal

A saúde do periodonto precisa de ser avaliada, e um suporte periodontal insuficiente pode ser uma contraindicação para a realização de uma terapia de canal radicular (Fig. 9.3).

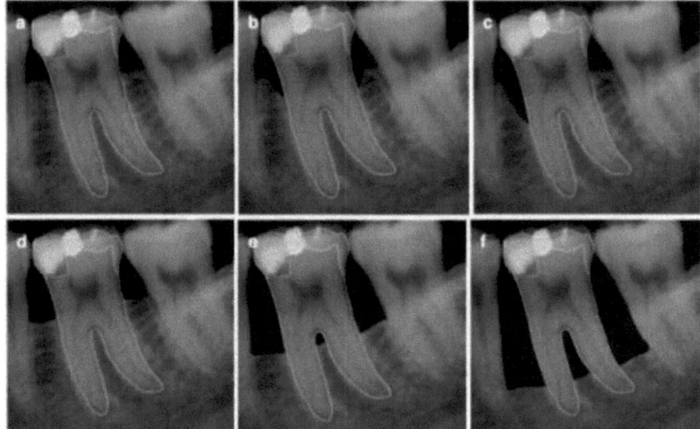

Fig. 9.3 Diagramas que representam (a) defeitos verticais infra-ósseos bilaterais saudáveis (b) localizados - tipicamente observados em traumatismos oclusais, (c) perda óssea vertical localizada, (d) perda óssea horizontal ligeira, (e) perda óssea horizontal moderada com envolvimento da furca inicial, (f) perda óssea horizontal grave

A classificação periodontal atual reconhece as seguintes categorias de doenças periodontais destrutivas: periodontite crónica, periodontite agressiva, periodontite como manifestação de uma doença sistémica, gengivite/periodontite ulcerativa necrosante, abcessos do periodonto (gengival, periodontal, pericoronal), lesões periodônticas-endodônticas combinadas e deformidades e condições de desenvolvimento ou adquiridas.

É necessária uma inspeção visual dos tecidos periodontais marginais, placa bacteriana, cálculo, saliências, hemorragia gengival e hemorragia à sondagem, exame periodontal básico, medições da profundidade de sondagem e da perda de inserção, envolvimento da furca, mobilidade, supuração, desvio/migração do dente e avaliação radiográfica para ajudar nas decisões de planeamento do tratamento relativamente à terapia de canal radicular num dente em perspetiva. Os casos em que se suspeita de um prognóstico duvidoso podem exigir a consulta de um especialista antes de se determinar o prognóstico a longo prazo. Certamente que nos casos em que não há dúvidas quanto a um prognóstico periodontal desfavorável (mau), então a extração será a única opção.

9.4 Avaliação Restaurativa

É geralmente aceite que os dentes obturados com raiz diferem dos seus homólogos vitais. Parece que a principal diferença se deve à perda cumulativa de estrutura dentária como resultado de restaurações anteriores e de procedimentos endodônticos posteriores que são efectuados. Além disso, a perda de tecido pulpar significa que o dente não vital tem uma capacidade reduzida de evitar sobrecargas mecânicas, o que, por sua vez, pode levar à fratura da cúspide. A longevidade dos dentes obturados depende, portanto, da preservação da estrutura coronal máxima do dente e da proteção da cobertura da cúspide por uma restauração coronal adequada.

Ao avaliar a capacidade de restauração de um dente individual, é importante lembrar-se de adotar uma abordagem de toda a boca para garantir que é formulado um plano de tratamento abrangente, tendo em conta opções de tratamento alternativas se o dente em questão for de prognóstico questionável (Fig. 9.4).

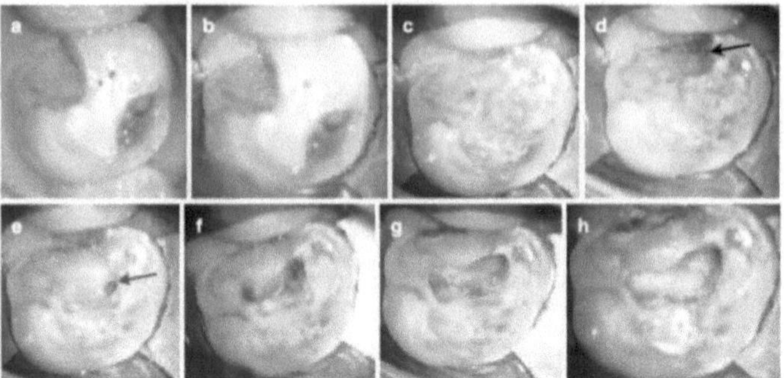

Fig 9.4 Fotografias clínicas demonstrando a avaliação da capacidade de restauração do dente, (a, b) vistas pré-operatórias do dente. (c) Todo o material de restauração existente é removido, (d) remoção de cáries efectuada (seta preta), (e) corno da polpa MB exposto após a remoção de cáries (seta vermelha), (f~h) preparação da cavidade de acesso com extensão mínima para permitir uma preparação adequada do canal com retenção do máximo de dentina coronal

A avaliação clínica metódica, incluindo a avaliação endodôntica, o suporte periodontal, a avaliação do esquema oclusal, a avaliação da parafunção e a função pretendida para o dente (por exemplo, restauração de molde único, ponte ou pilar de prótese parcial removível) são passos essenciais antes da avaliação da capacidade de restauração.

O primeiro passo para avaliar a capacidade de restauração de um dente é assegurar que todas as restaurações anteriores foram desmontadas e que o dente não tem cáries. A avaliação da capacidade de restauração envolve uma avaliação sistemática da estrutura dentária remanescente, incluindo a altura, localização e espessura das paredes de dentina remanescentes. Estes aspectos são inspeccionados para visualizar se a futura restauração planeada é viável e para avaliar a resistência e a forma de retenção da própria cavidade.

Um princípio de desenho importante quando se considera a cobertura de cúspide fundida ou preparações de poste e núcleo é a incorporação de uma virola adequada no desenho. Este "efeito de virola" é conseguido através de paredes paralelas de dentina que se estendem acima da linha de acabamento da preparação ou envolvendo uma banda de metal como parte da coroa ou da restauração de poste e núcleo. 1-2 mm de dentina coronal acima da linha de acabamento proporciona uma proteção adicional, reduzindo as tensões dentro do dente, aumentando assim a resistência à fratura.

O alongamento da coroa pode ser indicado nos casos em que não é possível fornecer uma virola adequada devido a uma estrutura dentária remanescente limitada ou a uma estrutura dentária subgengival ou próxima da crista que resultaria em linhas de acabamento desfavoráveis ou difíceis de preparar na fase de preparação da coroa.

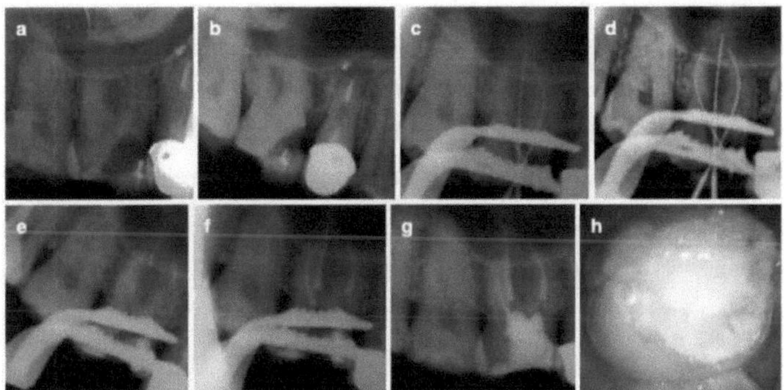

Fig 9.5 Radiografias clínicas e fotografias demonstrando o tratamento endodôntico do mesmo dente (a, b). O paciente apresentava-se com cáries extensas e restauração coronal fracturada ***(c, d)*** *preparação inicial e principal da lima apical, seguindo-se a preparação da cavidade de acesso, preparação quimio-mecânica e conclusão da limpeza e moldagem, (e) Obturação a meio da obturação utilizando cimento AHplus e guta-percha utilizando uma técnica de compactação vertical quente (f g) obturação completa do canal com 3 mm de espaço para a polpa coronal para posterior retenção por material de núcleo utilizando o conceito de núcleo de Nayyar, (h) Restauração temporária coronal completa de IRM e cimento de ionómero de vidro. A paciente foi reencaminhada para o seu médico dentista geral para colocação de uma restauração de gesso*

Podem ser efectuadas outras avaliações relativamente à possibilidade de restauração após a conclusão do desenho da cavidade de acesso, da localização dos canais e dos procedimentos de limpeza e moldagem. Os canais radiculares podem ser avaliados e inspeccionados quanto à sua adequação para uma retenção adicional por meios conservadores ou retenção adicional utilizando pilares. A questão de saber se é necessário um pilar para uma retenção adicional depende da estrutura dentária remanescente. Em termos gerais, quando mais de metade da estrutura dentária coronal remanescente está presente, então não é indicada a restauração com pilar e núcleo. A cavidade de acesso coronal pode ser utilizada como uma retenção adicional através da colocação de um núcleo de amálgama Nayyar. A amálgama pode ser condensada 2 a 4 mm no espaço coronal do canal radicular e nos rebaixos dentro da câmara pulpar, evitando o risco de perfuração iatrogénica que pode ocorrer durante a preparação posterior.

9.5 Alongamento da coroa

O alongamento periodontal da coroa pode ser utilizado para dentes com cáries subgengivais, fracturas ou ambos, e este tratamento pode estabelecer uma largura biológica e, se necessário, um comprimento de virola que facilite a gestão protética. A cirurgia de alongamento da coroa envolve várias técnicas, incluindo gengivectomia ou gengivoplastia ou retalhos posicionados apicalmente, que podem incluir a ressecção óssea. Os autores de investigações sobre a cicatrização de feridas referiram que, em média, 3 mm de tecido mole supragengival recuperam na direção coronal da crista alveolar e podem demorar, no mínimo, 3 meses a completar o crescimento vertical.

A indicação para o alongamento da coroa de um dente submetido a tratamento endodôntico deve-se ao facto de a dentina remanescente ser insuficiente para suportar a restauração definitiva da cúspide fundida. Desde que o paciente tenha o desejo e esteja apto a submeter-se ao procedimento cirúrgico, pode ser efectuada uma consulta periodontal para avaliação.

O comprimento e a conicidade da raiz, a relação coroa/raiz e a localização da furca terão de ser avaliados. O comprimento da raiz deve ser suficientemente longo para permitir uma remoção óssea adequada sem comprometer a relação coroa/raiz. A conicidade da raiz é importante em termos do espaço de embrasure cervical que será criado como resultado do procedimento de alongamento da coroa. O nível da furca ditará a quantidade de remoção óssea possível sem comprometer a furca (causando um defeito furcal) (Fig. 9.5).

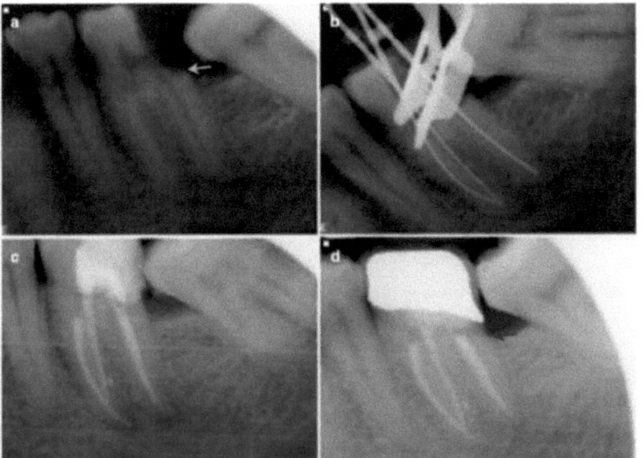

Fig 9.6 Radiografias clínicas mostrando (a) vista pré-operatória do dente 36 com perda dentária distal extensa (seta amarela) e cárie invadindo o nível ósseo próximo da crista (seta vermelha) (b) avaliação endodôntica após preparação quimio-mecânica do dente (prognóstico considerado favorável). O paciente foi enviado ao periodontista que efectuou o alongamento da coroa, (d) Após um período de cicatrização provisório de 3 meses o paciente foi visto para a restauração definitiva com gesso. Note as margens de restauração supra-crestal (seta verde). A seta vermelha representa a altura do osso da crista

O início do tratamento protético final deve esperar pelo menos 3 meses e possivelmente até 6 meses para áreas esteticamente importantes, uma vez que a margem gengival livre necessita de um mínimo de 3 meses para estabelecer a sua posição vertical final.

9.6 Opções alternativas de substituição protética

A decisão do médico e do paciente de reter ou remover dentes deve basear-se numa avaliação minuciosa dos factores relacionados com os riscos e benefícios que afectam o prognóstico a longo prazo das opções de substituição endodôntica ou protética alternativa.

Nos casos em que os factores relacionados com o doente, como a saúde sistémica, impedem a extração ou em que os factores relacionados com o dente e o periodonto e os factores relacionados com o tratamento são favoráveis, então a opção de reter o dente é provavelmente a primeira escolha (Fig. 9.7).

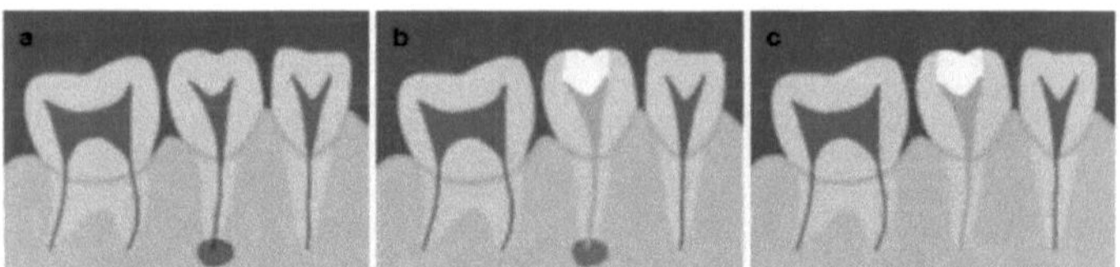

Fig 9.7 Representação esquemática mostrando (a) dente segundo pré-molar com infeção endodôntica, (b) tratamento endodôntico subsequente e restauração coronal satisfatória resultando em (c) resolução da patose peri-apical. Note-se que o sucesso a longo prazo dependerá de uma restauração de gesso bem ajustada para evitar a fuga coronal e a fratura catastrófica do dente

Se o paciente tiver tomado uma decisão consciente de não iniciar a terapia de canal radicular ou se os factores relacionados com o paciente, o dente e o periodonto ou o tratamento forem potencialmente protegidos ou fracos, pode ser indicada a extração.

Após a extração do dente, a primeira opção que todos os pacientes têm é não fazer nada. O risco de não fazer nada é a alteração do esquema oclusal, com os dentes vizinhos a migrarem para o espaço edêntulo. A decisão de substituir o dente após este facto é marcadamente mais difícil, com a possibilidade de intervenção ortodôntica adicional para tentar remediar a situação (Fig. 9.8).

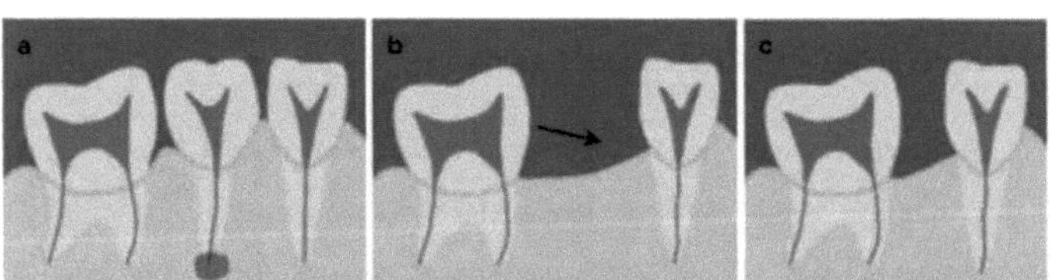

Fig 9.8 Representação esquemática mostrando (a) um dente do segundo pré-molar com diagnóstico de patologia endodôntica, tendo sido tomada a decisão de (b) extrair o dente. Note-se que o risco de movimento dentário com (c) desvio mesial do dente adjacente ou sobreerupção do dente oposto depende de factores interoclusais

As próteses parciais removíveis (PRDs) continuam a ser um pilar dos cuidados protéticos para pacientes parcialmente dentados e podem ser consideradas para a substituição de um único dente em alguns casos. Concebidas de forma adequada, podem restaurar a eficiência mastigatória, melhorar a estética e a fala e ajudar a garantir a saúde oral geral. No entanto, continuam a existir desafios na realização destes tratamentos, incluindo a manutenção de um controlo adequado da placa bacteriana, a obtenção de uma retenção adequada e a facilitação da tolerância do doente (Fig. 9.9).

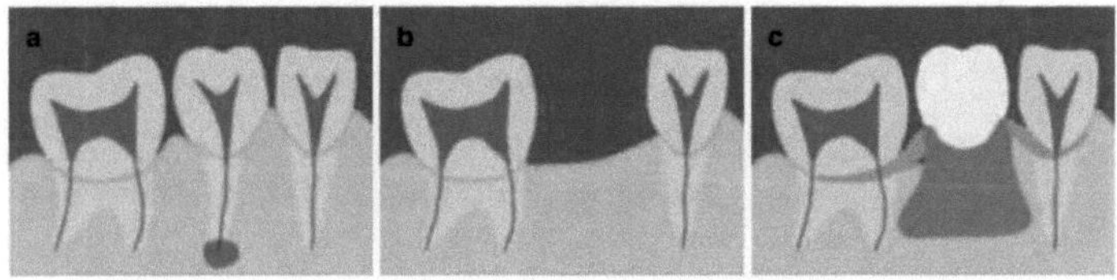

Fig 9.9 Representação diagramática mostrando (a) dente do segundo pré-molar diagnosticado com patologia endodôntica, tendo sido tomada a decisão de (b) extrair o dente, (c) substituir por uma prótese parcial. Os problemas inerentes a esta opção de substituição tendem a estar relacionados com o aumento da retenção de placa bacteriana, com a possibilidade de doença periodontal ou cárie, e com o desconforto do paciente, atribuído ao volume da prótese e ao potencial de movimento devido a caraterísticas de retenção inadequadas. Quando o paciente tem uma prótese parcial existente ou múltiplos espaços edêntulos, esta opção pode ser eficaz tanto do ponto de vista do paciente como do ponto de vista do custo-benefício

A substituição de um dente perdido por coroas e pontes extensas é um procedimento comum para muitos médicos dentistas. Quando corretamente planeadas e executadas, as próteses fixas proporcionam uma restauração previsível da função e da estética.

Quando mal executadas, é mais provável que falhem prematuramente e conduzam a danos irreversíveis nos dentes pilares e nas estruturas de suporte por baixo. Para além disso, numa análise de custo-benefício, o fornecimento de coroas extensas apresenta um risco de danos pulpares nos dentes pilares adjacentes, exigindo mais tratamento endodôntico corretivo e possível substituição de coroas/ponte no futuro. Este facto deve ser tido em consideração com uma avaliação cuidadosa dos dentes pilares e uma comparação com a viabilidade de um implante unitário como alternativa adequada.

A incidência de tratamento endodôntico necessário após a preparação do dente variou de 3 a 23%. As próteses parciais fixas e as próteses complexas tiveram taxas de incidência mais elevadas do que as coroas unitárias. Assumiu-se que as taxas mais elevadas se devem à maior redução dentária por vezes necessária para alinhar múltiplos dentes (Fig. 9.10).

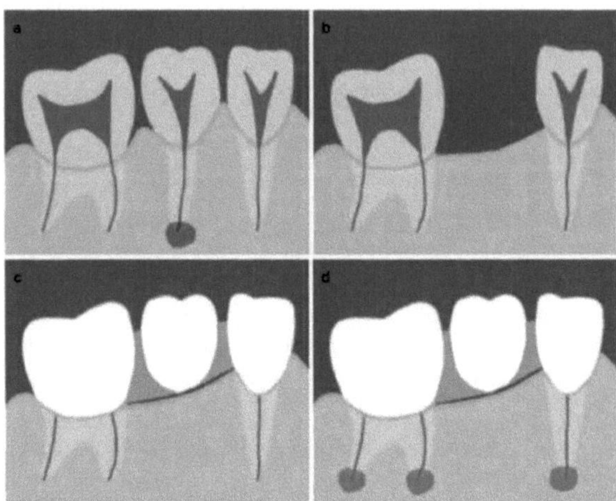

*Fig 9.10 Representação esquemática de um (a) dente endodonticamente envolvido, (b) Após a extração e avaliação dos dentes do pilar, (c) pode ser construída uma ponte fixa convencional de substituição. **(d)** Note-se o risco de falha endodôntica nos pilares como consequência das preparações da coroa*

A última opção para a substituição de um dente perdido é a utilização de um implante dentário osseointegrado. Nos últimos 20 anos, registou-se um enorme aumento na utilização desta tecnologia, tanto por dentistas generalistas como por médicos especialistas, impulsionado por estudos multicêntricos que demonstraram elevados níveis de sucesso. As falhas dos implantes podem ser divididas em falhas primárias (incapacidade de estabelecer a osteointegração antes da carga) e falhas secundárias (incapacidade de manter a osteointegração estabelecida após a carga). Também foi feita uma distinção entre implantes falhados, implantes com falhas e implantes doentes ou complicações dos implantes. A designação de implantes falhados é atribuída a implantes móveis ou esfoliados. O termo implante doente foi proposto na literatura para se referir a implantes clinicamente estáveis afectados por perda óssea com bolsas. Um implante fracassado apresenta caraterísticas semelhantes às do implante doente, mas é refratário à terapia e continua a piorar.

As complicações dos implantes denotam um risco acrescido de fracasso do implante e têm um significado apenas temporário, passível de tratamento, ou resultam em fracasso (Fig. 9.11).

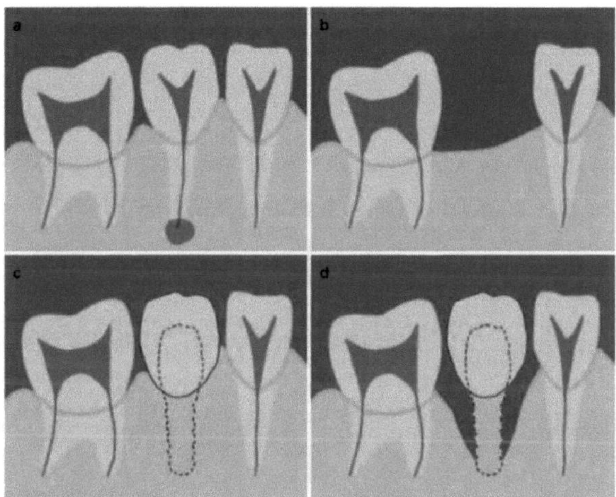

Fig. 9.11 Representação diagramática de (a) um dente tratado endodonticamente que foi (b) extraído e (c) substituído por um implante dentário unitário, (d) A distinção entre implantes dentários falhados, doentes e falhados tem sido discutida, sendo apenas a perda do implante dentário considerada como falhada. Os estudos endodônticos, por outro lado, foram avaliados com base em diretrizes muito mais rigorosas, em que a diferenciação entre fracasso e sucesso é óbvia. Por conseguinte, é difícil comparar o sucesso da endodontia com o sucesso dos implantes dentários. Normalmente, é mais previsível conservar a dentição natural, desde que o dente não esteja gravemente comprometido. Nos casos em que o tratamento por endodontia convencional e a restauração são mais do que questionáveis, devem ser feitos todos os esforços para discutir opções alternativas de substituição que possam ser mais previsíveis a longo prazo

A maioria das falhas dos implantes ocorre durante o período de cicatrização inicial ou após a conexão do pilar e a carga inicial. As complicações a longo prazo estão associadas ao desgaste geral, a uma atenção inadequada à higiene oral, a forças oclusais mal controladas, a uma conceção deficiente das próteses ou à utilização de um sistema de implantes inadequadamente testado. As complicações incluem o afrouxamento e a fratura do parafuso, a descimentação da coroa, o afrouxamento do pilar, problemas nos tecidos moles, incluindo perimucosite e periimplantite e fratura do implante. Os requisitos de manutenção e as complicações variam muito entre os pacientes, dependendo da suscetibilidade à cárie e à doença periodontal nos pacientes dentados; da complexidade e do tipo de próteses implanto-suportadas, das exigências funcionais e da capacidade do paciente para atingir um padrão adequado de higiene oral. [163]

10. UTILIZAÇÃO DE ANTIBIÓTICOS EM ENDODONTIA

Os antibióticos são habitualmente prescritos em medicina dentária e, muitas vezes, para o tratamento de infecções endodônticas. Provavelmente, o maior risco da arrogância para a saúde humana surge sob a forma de *bactérias resistentes aos antibióticos.* Vivemos num mundo bacteriano onde nunca seremos capazes de nos manter à frente da curva de mutação.

10.1O papel dos antibióticos na endodontia

Em 1928, a descoberta casual de Alexander Fleming do *Pénicillium notatum* que crescia numa placa de Petri descartada com colónias *de Staphylococcus* conduziu a um dos maiores avanços na medicina moderna e em benefício da humanidade[148] . Os antibióticos são frequentemente prescritos em medicina dentária e muitas vezes para o tratamento de infecções endodônticas. Provavelmente, o maior risco dos hubris para a saúde humana surge sob a forma de *bactérias resistentes aos antibióticos.* Vivemos num mundo bacteriano onde nunca seremos capazes de nos manter à frente da curva de mutação[165] . A prescrição excessiva de antibióticos na medicina e na medicina dentária selecionou bactérias resistentes aos antibióticos. Quando as bactérias se tornam resistentes aos antibióticos, ganham a capacidade de trocar essa resistência, tornando-as não susceptíveis aos antibióticos habitualmente prescritos. A utilização inadequada de antibióticos não só conduz à resistência aos antibióticos, como também aumenta o risco de reacções anafilácticas potencialmente fatais e expõe os doentes a efeitos secundários desnecessários. Além disso, foi demonstrado que a prescrição de antibióticos para problemas médicos comuns aumenta as expectativas em relação aos antibióticos, pelo que os doentes esperam que seja o padrão de cuidados e que qualquer coisa menos do que isso seja uma indicação de que o médico está, de alguma forma, a prestar um mau serviço ao doente. Isto, por sua vez, conduz a um ciclo vicioso de aumento da prescrição para satisfazer as expectativas dos doentes[150] . Vários inquéritos realizados nos últimos 18 anos, tanto a dentistas gerais como a endodontistas, demonstraram que continuam a existir hábitos de prescrição inadequados no tratamento de infecções endodônticas[151] "A dor endodôntica é o resultado de um processo inflamatório. A pulpite reversível, resultante de uma lesão ligeira a moderada, tem potencial de recuperação desde que o insulto à polpa seja removido. A pulpite irreversível, por outro lado, devido a danos persistentes ou extensos, resultará em níveis irreversíveis de inflamação nos tecidos pulpares, levando à necrose e à colonização bacteriana do sistema de canais radiculares. A pulpite irreversível, que se caracteriza por uma dor aguda e intensa, é uma das razões mais frequentes pelas quais os pacientes recorrem aos cuidados dentários de urgência. Para além da remoção do dente, a forma habitual de aliviar a dor da pulpite irreversível é a perfuração do dente, a remoção da polpa inflamada (nervo) e a limpeza do canal radicular. No entanto, uma minoria significativa de dentistas continua a prescrever antibióticos para parar a dor da pulpite irreversível[152] . Foi realizado um estudo prospetivo, duplamente cego e controlado por placebo para determinar o efeito da penicilina na dor em dentes não tratados, diagnosticados com pulpite irreversível moderada a grave. O estudo mostrou, sem dúvida, que os antibióticos deram a mesma resposta que um comprimido placebo inerte, confirmando que os antibióticos não estão indicados na pulpite.[166]

Os antibióticos sistémicos podem ser indicados como adjuvantes em doentes com infeção dentoalveolar aguda que resulte numa infeção difusa e disseminada ou que evidencie um envolvimento sistémico (pirexia, mal-estar, inchaço extra-oral, envolvimento do espaço fascial, linfadenopatia submandibular ou cervical, trismo muscular e dor durante a deglutição)[154] Uma infeção disseminada de origem endodôntica pode ser dolorosa devido ao aumento da pressão nos tecidos. As intervenções para reduzir o processo inflamatório, através da eliminação direta dos irritantes microbianos no interior do sistema de canais radiculares (preparação quimio-mecânica), incisão e drenagem ou extração de um dente não restaurável, são eficazes na redução da dor, eliminando o processo inflamatório[155] . Raramente, os doentes podem apresentar angina de Ludwig com risco de vida, uma celulite polimicrobiana de progressão rápida dos espaços sublingual e submandibular. Estes casos requerem o encaminhamento urgente para a unidade bucomaxilofacial local para admissão, drenagem extra-oral, se indicado, e antibióticos sistémicos intravenosos. Não há dúvidas quanto à necessidade de antibióticos e aos seus benefícios na gestão de casos em que o envolvimento sistémico é evidente.[167]

Por outro lado, a eficácia dos antibióticos no tratamento de rotina das infecções endodônticas sem envolvimento sistémico é questionável. A administração sistémica de antibióticos depende do cumprimento dos regimes de dosagem por parte do doente, seguido da absorção através do trato gastrointestinal e da distribuição através do sistema circulatório para levar o fármaco ao local infetado. Assim, a área infetada requer um suprimento sanguíneo normal e intacto, o que já não é o caso dos dentes com polpas necróticas e dos dentes sem tecido pulpar vital.[169]

Foi realizado um estudo prospetivo, aleatório, duplamente cego e controlado por placebo para avaliar se a administração de rotina de antibióticos pré-operatórios se justificava para procedimentos cirúrgicos endodônticos. Os resultados mostraram que a clindamicina não tinha qualquer efeito nas infecções pós-operatórias e, como tal, não justificava a profilaxia de rotina.[168]

Os antibióticos profiláticos, tomados antes dos procedimentos endodônticos, têm sido defendidos para reduzir a probabilidade de complicações sistémicas graves, como a endocardite infecciosa (EI). Alterações recentes às diretrizes da Sociedade Britânica de Quimioterapia Antimicrobiana e da Associação Americana do Coração recomendam que apenas os doentes na categoria de alto risco necessitam de cobertura antibiótica. Esta recomendação baseia-se numa série de conclusões, incluindo o facto de não existir uma associação consistente entre a realização de uma intervenção, dentária ou não, e o desenvolvimento de EI. É quase certo que a escovagem/gotejamento e a mastigação regulares apresentam um maior risco de EI do que um único procedimento dentário, devido à exposição repetida à bacteriémia com a flora oral. A eficácia clínica da profilaxia antibiótica não está comprovada. A profilaxia antibiótica contra a EI em procedimentos dentários pode levar a um maior número de mortes por anafilaxia fatal do que uma estratégia de não profilaxia antibiótica. Por último, a profilaxia antibiótica contra a EI não é rentável. As decisões de tratamento devem ser tomadas à luz de todas as circunstâncias apresentadas pelo doente. Os tratamentos e procedimentos aplicáveis a cada doente dependem da comunicação mútua entre o doente, o médico, o dentista e outros profissionais de saúde.[171]

Os doentes imunocomprometidos podem não ser capazes de tolerar uma bacteriemia transitória após procedimentos dentários invasivos. Recomenda-se a consulta do médico do paciente para tratamentos endodônticos não cirúrgicos e cirúrgicos. A discussão da profilaxia antibiótica para os doentes submetidos a quimioterapia, irradiação e transplante de células hematopoiéticas é essencial para evitar uma possível septicemia.[170]

Muitas vezes, no passado, os implantes protésicos, tais como as próteses totais do joelho, levaram a que a profilaxia dentária fosse geralmente recomendada. Orientações recentes sugerem que o médico deve considerar a possibilidade de descontinuar a prática de prescrever por rotina antibióticos profilácticos a doentes com implantes de articulações protéticas da anca e do joelho submetidos a procedimentos dentários. Médicos, dentistas e pacientes devem trabalhar em colaboração para personalizar um plano de tratamento baseado em evidências, critérios clínicos e preferências do paciente.[172]

Existem provas limitadas sobre a utilização de antibióticos sistémicos no tratamento de lesões por luxação, e não existem provas de que a cobertura antibiótica melhore os resultados de dentes com fracturas radiculares, dentes avulsionados e talas. A utilização de antibióticos fica ao critério do médico, uma vez que as lesões dentárias traumáticas são frequentemente acompanhadas por lesões dos tecidos moles e outras lesões associadas, que podem exigir outra intervenção cirúrgica. Para além disso, o estado clínico do doente pode justificar a utilização de antibióticos.[175]

De acordo com a BNF, a amoxicilina é recomendada para as infecções dentárias em doses que variam entre 250 e 500 mg, de 8 em 8 horas. É também mencionada a utilização de 3 g de amoxicilina repetida após 8 horas, como terapêutica oral de curta duração. Outro antibiótico também recomendado pela BNF é o co- amoxiclav, que pode ser utilizado em doses que variam de 375 a 625 mg, de 8 em 8 h. Em doentes alérgicos à penicilina, a clindamicina pode ser utilizada em doses que variam de 150 a 450 mg, de 6 em 6 h. Outra opção para os doentes alérgicos à penicilina (tal como recomendado pela BNF) é o metronidazol, que pode ser utilizado numa dose de 200-400 mg, de 8 em 8 h, durante 3-7 dias.[177]

Embora os antibióticos sistémicos pareçam ser clinicamente eficazes como adjuvantes em determinados casos endodônticos cirúrgicos e não cirúrgicos, a sua utilização de rotina em endodontia não se justifica. Por outro lado, a aplicação local de antibióticos em endodontia tem sido um modo eficaz de administração. O primeiro relato do uso local de um antibiótico no tratamento endodôntico foi em 1951, quando Grossman usou uma pasta poli-antibiótica conhecida como PBSC. Esta pasta continha penicilina para atacar os organismos Gram-positivos, bacitracina para as estirpes resistentes à penicilina, estreptomicina para os organismos Gram-negativos e caprilato de sódio para atacar as leveduras.

Os compostos foram todos suspensos num veículo de silicone. Embora a avaliação clínica sugerisse que a pasta conferia um efeito terapêutico, a composição era ineficaz contra as espécies anaeróbias, que são atualmente consideradas como sendo os organismos dominantes responsáveis pelas doenças endodônticas.[174]

Têm sido utilizados vários medicamentos antimicrobianos entre consultas para eliminar ainda mais as bactérias ou produtos bacterianos do interior do sistema de canais radiculares, localmente como uma aplicação tópica. As duas preparações comerciais mais comuns de pastas contendo antibióticos atualmente disponíveis são a pasta Ledermix (Lederle Pharmaceuticals, Wolfratshausen, Alemanha) e a pasta Septomixine Fort (Septodont, Saint-Maur, França). Ambas as preparações contêm também corticosteróides como agentes anti-inflamatórios. A pasta Ledermix continua a ser uma combinação do mesmo antibiótico tetraciclina, a demeclociclina HCl (numa concentração de 3,2%) e um corticosteroide, o acetonido de triamcinolona (concentração de 1%), numa base de polietilenoglicol. Septomixine Forte contém dois antibióticos, a neomicina e o sulfato de polimixina B. [178]

Uma mistura 50:50 de pasta de Ledermix com hidróxido de cálcio foi defendida como um penso intracanal em casos de canais radiculares infectados, necrose pulpar e infeção com formação incompleta da raiz (como um penso inicial antes de utilizar apenas hidróxido de cálcio para apicificação), perfurações, reabsorção radicular inflamatória e reabsorção óssea periapical inflamatória e para o tratamento de grandes lesões radiolúcidas periapicais.[179]

A clindamicina, que é eficaz contra muitos agentes patogénicos endodônticos comuns, não oferece qualquer vantagem antimicrobiana adicional em relação aos medicamentos convencionais para os canais radiculares, como o hidróxido de cálcio, pelo que não foi recomendada para utilização de rotina na terapêutica endodôntica. [176]

As tetraciclinas, incluindo o cloridrato de tetraciclina, a minociclina, a demeclociclina e a doxiciclina, são um grupo de antibióticos de largo espetro que são eficazes contra uma vasta gama de bactérias. A tetraciclina tem sido utilizada em combinação como uma pasta antibacteriana intra-canal (Ledermix) ou como uma solução de irrigação final (BioPure MTAD e Tetraclean).[177]

Um ressurgimento recente da utilização de uma pasta antibiótica tripla de ciprofloxacina, metronidazol e minociclina em relatos de casos regenerativos demonstrou um resultado favorável, desde que tenha sido efectuada uma seleção cuidadosa dos casos. Devido à complexidade das infecções dos canais radiculares, é pouco provável que um único antibiótico possa resultar numa desinfeção completa eficaz e previsível do canal. O mais provável é que seja necessária uma combinação de antibióticos para lidar com a diversidade da flora encontrada. Uma combinação de antibióticos também diminuiria a probabilidade de desenvolvimento de estirpes bacterianas resistentes.

A presença de genes de resistência aos antibióticos em microrganismos endodônticos foi investigada e comprovada. Permanece a questão de saber se a profilaxia antibiótica de rotina está a ser responsável por este facto e também põe em causa a eficácia real dos medicamentos intra-canal que contêm antibióticos. Se a flora endodôntica existente dentro dos limites do canal radicular contiver muitos destes genes de resistência, estaremos simplesmente a criar mais resistência e o possível aparecimento de estirpes persistentes que podem ser responsáveis por doenças que não respondem à terapia convencional ou a estratégias de retratamento?[178]

10.2 ***Antibióticos sistémicos***

Os antibióticos sistémicos profiláticos têm sido orientados por recomendações e indicados em indivíduos susceptíveis a infecções cardíacas, como a endocardite, em doentes submetidos a substituições de próteses articulares e em doentes imunocomprometidos. O uso rotineiro e a eficácia dos antibióticos sistémicos no tratamento de dentes assintomáticos com necrose pulpar e pathosis peri-apical provaram ser ineficazes. A administração sistémica de fármacos potentes deve ser reservada para casos endodônticos em que exista envolvimento sistémico e em conjunto com medidas locais como a incisão e drenagem ou a pulpectomia. Como acontece com qualquer fármaco, os benefícios do tratamento devem ser contrabalançados com os riscos dos efeitos secundários habitualmente encontrados. O efeito secundário mais importante do ponto de vista da saúde global é a introdução de estirpes bacterianas resistentes, que não respondem aos antibióticos produzidos habitualmente. No domínio da endodontia e, em particular, nos casos de retratamento que falharam, foi registada a emergência de bactérias resistentes aos medicamentos, como os enterococos. O uso rotineiro de antibióticos em casos endodônticos em que não há indicação

apenas servirão para criar uma flora multirresistente dentro dos limites do dente, que não é passível de ser tratada com medicamentos locais comprovados de rotina. Estas estratégias de tratamento desnecessárias, não científicas e ineficazes podem satisfazer as expectativas dos pacientes a curto prazo, mas também podem ser uma estratégia rápida que conduz à morte do dente.

A amoxicilina é um análogo da penicilina que é rapidamente absorvido e tem uma semi-vida mais longa. Isto reflecte-se em níveis séricos mais elevados e mais sustentados do que a penicilina VK. Devido a estas caraterísticas, a amoxicilina é frequentemente utilizada na profilaxia antibiótica de doentes clinicamente comprometidos. Os efeitos secundários normalmente associados à penicilina incluem reacções de hipersensibilidade, como a anafilaxia e as reacções de hipersensibilidade retardada de tipo II. A amoxicilina pode ser utilizada em infecções odontogénicas graves e é recomendada para infecções dentárias em doses que variam entre 250 mg e 500 mg, de 8 em 8 h. A utilização de 3 g de amoxicilina repetida após 8 horas é também mencionada como um tratamento oral de curta duração. A profilaxia antibiótica é constituída pelos seguintes medicamentos:

Augmentin é a combinação de amoxicilina com clavulanato (um inibidor competitivo da enzima beta-lactamase produzida pelas bactérias para inativar a penicilina). A dose oral habitual varia entre 375 mg e 625 mg de 8 em 8 horas.

A clindamicina é um antimicrobiano eficaz contra microrganismos facultativos Gram-positivos e anaeróbios. Liga-se à subunidade ribossómica 50S e interfere com a síntese proteica. A clindamicina é uma boa escolha se um doente for alérgico à penicilina ou se for indicada uma mudança de antibiótico. A penicilina e a clindamicina têm demonstrado bons resultados no tratamento de infecções odontogénicas. A utilização sistémica deste medicamento está associada a diarreia ocasional e à ocorrência pouco frequente de colite por pseudomonas (devido ao crescimento excessivo de *Clostridium difficile).* Em doentes adultos alérgicos à penicilina, a clindamicina pode ser utilizada em doses que variam entre 150 mg e 450 mg de 6 em 6 horas.

O metronidazol é um agente antimicrobiano sintético que é bactericida e tem atividade contra os anaeróbios, mas não tem atividade contra os aeróbios e os anaeróbios facultativos. Por conseguinte, é importante que o doente continue a tomar doses orais combinadas de penicilina ou clindamicina, que são eficazes contra as bactérias facultativas e as resistentes ao metronidazol. A dose oral habitual de metronidazol é de 200-400 mg de 8 em 8 horas durante 3-7 dias.

A eritromicina é um macrólido, bacteriostático, que exerce a sua ação interferindo com a síntese proteica bacteriana através da ligação à subunidade ribossómica 50S. Tradicionalmente, tem sido prescrita para doentes alérgicos à penicilina; no entanto, não é eficaz contra bactérias anaeróbias. A eritromicina já não é recomendada para o tratamento de infecções endodônticas devido a este fraco espetro de atividade e a perturbações gastrointestinais significativas. *A claritromicina* e *a azitromicina* são macrólidos que têm um espetro de atividade que inclui alguns anaeróbios envolvidos na infeção endodôntica e oferecem uma farmacocinética melhorada. Os alimentos abrandam mas não afectam a biodisponibilidade da claritromicina. Os alimentos e os metais pesados podem inibir a absorção da azitromicina. Os macrólidos estão associados a náuseas e vómitos e a perturbações gastro-intestinais em alguns doentes. A dose oral de claritromicina é uma dose de carga de 500 mg, seguida de 250 mg de 12 em 12 horas durante S-V dias. A dose de carga de 500 mg é seguida de 250 mg uma vez por dia durante 5-7 dias.

As cefalosporinas não são normalmente indicadas para o tratamento de infecções endodônticas. As cefalosporinas de primeira geração não têm atividade contra os anaeróbios normalmente envolvidos nas infecções endodônticas. As cefalosporinas de segunda geração têm alguma eficácia contra os anaeróbios; no entanto, existe a possibilidade de alergenicidade cruzada das cefalosporinas com a penicilina.

A tetraciclina é outro grupo de antibióticos bacteriostáticos, que se liga à subunidade ribossómica 30S das bactérias, inibindo especificamente a ligação das aminoacil-tRNA sintetases ao local do recetor ribossómico. Uma vantagem interessante desses fármacos em relação às infecções endodônticas é a capacidade de inibir a expressão e a produção de metaloproteinases do hospedeiro (MMPs), que são reguladas positivamente durante a inflamação responsável pela destruição dos tecidos. As tetraciclinas também inibem a atividade dos osteoclastos, reduzindo a reabsorção óssea. Tanto *a tetraciclina* como *a doxiciclina* podem ocasionalmente ser indicadas quando os antibióticos acima referidos estão contra-indicados. No entanto, muitas estirpes de bactérias tornaram-se resistentes às tetraciclinas, pelo que a sua utilização sistémica não é normalmente indicada no tratamento das infecções endodônticas.

A ciprofloxacina é um antibiótico do grupo das quinolonas que não é eficaz contra as bactérias anaeróbias normalmente presentes nas infecções endodônticas. Em caso de infeção persistente, pode ser indicada se a cultura e os testes de sensibilidade demonstrarem a presença de organismos susceptíveis. [179]

10.3 Antibióticos adjuvantes locais

Ledermix

A pasta Ledermix tem sido utilizada como um composto glucocorticosteróide-antibiótico que pode ser utilizado para reduzir a reabsorção radicular inflamatória externa e a reabsorção de substituição inflamatória externa e como um penso pulpar intra-canal entre consultas durante a endodontia de rotina. A pasta Ledermix é uma combinação do mesmo antibiótico tetraciclina, demeclociclina HCl (concentração de 3,2 %), e um corticosteroide, acetonido de triamcinolona (concentração de 1 %), numa base de polietilenoglicol.

LedermixHidróxido de cálcio

A utilização de uma mistura 50:50 de pasta de Lederman e hidróxido de cálcio tem sido defendida na formação incompleta da raiz (como um penso inicial antes de utilizar apenas hidróxido de cálcio para apexificação), perfurações, reabsorção radicular inflamatória e reabsorção óssea periapical inflamatória e para o tratamento de grandes lesões radiolúcidas periapicais.

Pasta tripla de antibióticos

Vários relatos de casos foram publicados descrevendo procedimentos endodônticos regenerativos envolvendo dentes permanentes imaturos necrosados. Todos os casos envolveram uma técnica não-instrumentada, na qual o canal foi desinfetado com solução de hipoclorito de sódio, curativos de hidróxido de cálcio ou uma pasta antibiótica tripla. Esta última é constituída por (1) antibióticos contendo quantidades iguais de ciprofloxacina 200 mg, metronidazol 500 mg e minociclina 100 mg (3Mix utilizado numa proporção de 1:1:1). (2) Um veículo de quantidades iguais de pomada de macrogol e propilenoglicol são misturados, resultando numa mistura opaca (MP utilizado numa proporção de 1:1). Pode ser preparada uma mistura 1:5 MP:3Mix (consistência cremosa) ou 1:7 MP:3Mix (mistura padrão). A pasta antibiótica é deixada no dente durante um período de 4 semanas para permitir a desinfeção completa de qualquer tecido necrótico. Após um mês, o dente é novamente introduzido e a pasta de antibiótico é lavada. Este período assegura que o dente permanece livre de bactérias, semelhante a um dente avulsionado, antes de criar um andaime com um coágulo de sangue ao nível da junção cimento-esmalte. O dente é selado com agregado de trióxido mineral e revisto para avaliar se o desenvolvimento contínuo da raiz continua a indicar sucesso.[180]

11. ANALGÉSICOS, ANESTÉSICOS, ANSIOLÍTICOS E GLUCOCORTICOSTERÓIDES UTILIZADOS EM ENDODONTIA

Muitos doentes supõem frequentemente que o tratamento dos canais radiculares é um procedimento doloroso, em resultado de experiências dolorosas anteriores e da perceção de que o próprio tratamento é doloroso. Estes factores tornam a gestão da dor mais difícil, com o clínico não só a tentar proporcionar um alívio farmacológico eficaz, mas também a remover ideias preconcebidas que constituem barreiras no caminho para estratégias eficazes de gestão da dor. Os primeiros sinais de lesão pulpar irreversível podem ser o facto de um doente apresentar um dente "quente" com dor espontânea moderada a grave. A associação de uma experiência dolorosa é reforçada na mente dos pacientes e revela-se um desafio adicional para o clínico devido às dificuldades em conseguir uma anestesia pulpar adequada.[200]

As estratégias eficazes para a gestão da dor na prática dentária devem seguir o "princípio 3D" do diagnóstico, tratamento dentário e medicamentos. O primeiro e mais importante passo é diagnosticar corretamente a condição, identificando a causa da dor. Em segundo lugar, deve ser efectuado um tratamento dentário adequado para eliminar a causa, proporcionando uma rápida resolução dos sintomas. Por último, podem ser utilizados medicamentos como terapia adjuvante para proporcionar um alívio adicional.[190]

Os medicamentos disponíveis para o tratamento da dor aguda podem ser classificados em dois grandes grupos: os analgésicos não narcóticos (por exemplo, anti-inflamatórios não esteróides (AINE) e paracetamol) e os opióides (narcóticos). A aspirina, o ibuprofeno e o paracetamol, bem como os analgésicos não narcóticos mais comuns de venda livre, são habitualmente utilizados no tratamento da dor dentária. Três abordagens farmacológicas principais para o tratamento da dor endodôntica pós-tratamento incluem:

1. (a) Medicamentos que bloqueiam os mediadores inflamatórios que sensibilizam ou activam os nociceptores pulpares (neurónios sensoriais que

respondem à dor)

2. (b) Medicamentos que bloqueiam a propagação de impulsos ao longo dos nervos periféricos

3. (c) Medicamentos que bloqueiam os mecanismos centrais da perceção da dor e da hiperalgesia As estratégias de controlo da dor durante o tratamento dos canais radiculares podem basear-se num destes mecanismos ou numa combinação dos mesmos.[191]

Analgesia preventiva é o termo utilizado para descrever a administração de um AINE antes do início da dor (medida preventiva) para suprimir a libertação de mediadores inflamatórios (particularmente prostaglandinas), que contribuem para a sensibilização dos nociceptores periféricos.[192]

Os AINEs têm sido o tratamento tradicional para o controlo da dor endodôntica moderada. O seu modo de ação é principalmente através da inibição das enzimas ciclo-oxigenase (COX) 1 e 2. A COX-I é expressa em todo o corpo e tem um papel protetor na mucosa do estômago, na função renal e na ação das plaquetas. A COX-2 é induzida por vários compostos endógenos, como citocinas e endotoxinas, nas células inflamatórias e é responsável pela produção elevada de prostaglandinas durante a inflamação[183] . Os doentes que não toleram os AINE incluem os que sofrem de perturbações gastrointestinais (úlceras, colite ulcerosa), os asmáticos ou os hipertensos (devido a interações diretas com medicamentos anti-hipertensores ou a efeitos indirectos devidos à insuficiência renal).[194]

Uma abordagem alternativa para tratar uma pequena percentagem de doentes que continuam a sentir dor após a administração de um AINE ou de paracetamol isoladamente inclui a co-prescrição de ambos os medicamentos em simultâneo ou a combinação do AINE ou do paracetamol com um opióide.[195]

Os corticosteróides (glucocorticosteróides) inibem as respostas imunes e inflamatórias, diminuindo a produção de citocinas, factores vasoactivos e quimioactivos, secreção de enzimas lipolíticas e proteolíticas, extravasamento de leucócitos para áreas de lesão tecidular e fibrose[176] . Vários estudos duplamente cegos, aleatórios, prospectivos e controlados por placebo em endodontia demonstraram que a administração de esteróides adjuvantes é benéfica na redução da dor pós-tratamento endodôntico[207,208] . Recomenda-se precaução ao considerar a utilização de esteróides, particularmente tendo em conta qualquer historial médico que possa justificar uma contraindicação.[214]

A anestesia local é o pilar das técnicas de controlo da dor utilizadas em medicina dentária desde a sua criação em 1859 por Albert Niemann, que refinou o extrato de coca até à forma de alcaloide puro e deu a este medicamento o nome de "cocaína". Atualmente, existe um espetro de anestésicos locais que permite que o controlo da dor seja adaptado às necessidades específicas do doente, incluindo fármacos de ação curta, intermédia e longa[198] . Duas teorias propostas para a ação dos anestésicos locais incluem a teoria da expansão não específica da membrana e a teoria da ligação específica. Na primeira, o inchaço da membrana nervosa ocorre devido à absorção do anestésico local lipofílico, o que resulta na inibição da entrada de sódio nas células, impedindo a despolarização do nervo e, consequentemente, o disparo. A segunda, agora amplamente aceite, infere que estão presentes receptores de ligação específicos nos canais de sódio para que os agentes anestésicos locais interajam, regulando o influxo de iões que afectam a despolarização.

Os principais anestésicos locais utilizados atualmente em endodontia são os anestésicos locais do tipo amida, que têm diferentes graus de duração que podem ser selecionados de acordo com as necessidades específicas do doente e do procedimento.[199] (Quadro 11.1)

Local anaesthetic	%	Vasoconstrictor	Amount (mg) in 1.8 ml capsule
Articaine	4	1:100,000 adrenaline	72
Bupivacaine	0.5	1:200,000 adrenaline	9
Lidocaine	2	1:100,000 adrenaline	36
	2	1:50,000 adrenaline	36
	2	No vasoconstrictor	36
Mepivacaine	2	1:20,000 levonordefrin	36
	3	No vasoconstrictor	54
Prilocaine	4	1:200,000 adrenaline	72
	4	No vasoconstrictor	72

Quadro 11.1 Formulações de anestésicos locais dentários do tipo amida atualmente disponíveis

Local anaesthetic Brand name	%	Vasoconstrictor	Expected duration Pulpal (min)	 Soft tissue (h)
Articaine Ubistesin™ Septocaine®	4	1:100,000 adrenaline	60	3–5
Bupivacaine Marcaine®	0.5	1:200,000 adrenaline	90–180	3–12
Lidocaine	2	1:100,000 adrenaline	60	3–5
Xylocaine®	2	1:50,000 adrenaline	60	3–5
	2	Plain no vasoconstrictor	10	1–2
Mepivacaine	2	1:20,000 levonordefrin	60	3–5
Mepivastesin™	3	Plain no vasoconstrictor	20–40	2–3
Prilocaine	4	1:200,000 adrenaline	60–90	3–8
Citanest®	4	Plain no vasoconstrictor	5–60	2–3

Quadro 11.2 Formulações de anestésicos locais dentários do tipo amida atualmente disponíveis

A disponibilidade de uma variedade de agentes anestésicos locais permite ao clínico selecionar um anestésico que possua propriedades como o tempo de início e a duração, o controlo hemostático e o grau de efeitos secundários cardíacos que sejam apropriados para cada doente individual e para procedimentos dentários específicos. A lidocaína, a mepivacaína e a prilocaína, combinadas com um vasoconstritor, proporcionam uma anestesia pulpar fiável e profunda durante aproximadamente 60 minutos (com uma duração da anestesia dos tecidos moles de 3 a 5 horas) e são normalmente utilizadas para procedimentos endodônticos.[200]

A articaína tornou-se um anestésico local muito popular nos últimos tempos, com alegações de superioridade em relação aos agentes anestésicos existentes em casos como os de "polpas quentes" difíceis, em que a extirpação que requer anestesia profunda não foi conseguida, apesar de quaisquer provas claras na literatura. Também foram relatadas evidências anedóticas relativas a um maior risco de parestesia de longa duração, especialmente do nervo lingual, quando este fármaco é administrado como bloqueio regional.[201]

Os fármacos de ação prolongada, como a bupivacaína, demonstraram ser úteis na redução ou prevenção do desconforto pós-operatório em conjunto com fármacos anti-inflamatórios não esteróides administrados por via oral.[202]

O insucesso anestésico após um bloqueio do nervo alveolar inferior pode ser causado por vários factores, incluindo a inervação colateral, a inervação acessória, como o nervo milo-hióideo nos dentes molares posteriores mandibulares, a acidose induzida pela inflamação que causa o "aprisionamento iónico" da anestesia local, nociceptores pulpares sensibilizados que aumentam a resistência anestésica, sensibilização central e factores psicológicos.[213]

A utilização de anestesia tópica foi investigada em numerosos estudos e, apesar de não haver relatos de uma influência significativa na dor durante a penetração da agulha ou a injeção, a sua utilização continua a ser recomendada. No mínimo, a perceção do doente é a de que o dentista está a tentar fazer tudo o que é possível para minimizar a dor durante o tratamento.[214]

As técnicas anestésicas primárias normalmente utilizadas intra-oralmente no maxilar incluem infiltrações maxilares. As técnicas adicionais incluem a utilização do bloqueio do nervo alveolar superior posterior (PSA), do nervo infraorbitário, do nervo alveolar superior anterior (ASA), do nervo alveolar médio anterior (AMA) e dos bloqueios do nervo da segunda divisão. Na mandíbula, os bloqueios mais comuns incluem o bloqueio convencional do nervo dentário inferior, o bloqueio do nervo mental, o bloqueio do nervo vestibular longo e as infiltrações labiais e linguais. As técnicas alternativas normalmente utilizadas na mandíbula incluem a injeção de solução no colo do côndilo ou perto dele, como nas técnicas de Gow-Gates e Vazirani-Akinosi. ^[195197]

As técnicas anestésicas suplementares podem ser úteis quando a anestesia intra-oral convencional não consegue obter anestesia pulpar para procedimentos endodônticos. Estas incluem técnicas de injeção intra-óssea, intraligamentar (ligamento periodontal) e intra-pulpar. O método tradicional de administração de soluções anestésicas locais tem sido efectuado utilizando uma agulha e uma seringa de aspiração. Embora este método seja comprovadamente eficaz, a técnica em si não é completamente indolor[198] . Os sistemas e dispositivos alternativos de administração de anestésicos locais concebidos para minimizar as injecções dolorosas incluem sistemas de injeção de jato sem agulha (INJEX Pharma, Berlim, Alemanha)[199] '[199] , dispositivos suplementares vibratórios (sistema VibraJect, ITL Dental, Irvine, CA, EUA) e[191] '[192] , dispositivos de anestesia local controlados por computador (o Wand, Milestone Scientific, Livingston, NJM USA) · ^[193197] Foram relatadas na literatura complicações neurológicas após a anestesia local, incluindo paralisia temporária do nervo facial e parestesia pós-injeção prolongada que afecta o nervo mental, o nervo dentário inferior e o nervo lingual. As complicações menos comuns relacionadas com os nervos incluem sintomas oculares e extra-oculares, incluindo paralisia dos músculos extra-oculares com diplopia associada e até amaurose. Foram registadas manifestações do tipo síndrome de Horner, incluindo enoftalmo, miose e ptose. Podem ocorrer hemorragias, trismo muscular, complicações sistémicas, incluindo toxicidade potencial, perda de consciência e depressão generalizada do sistema nervoso central, alergia relacionada com anafilaxia ou uma simples síncope vasovagal após a administração de anestésicos locais. O médico deve estar ciente dos possíveis riscos e dos métodos empregues para minimizar essas situações. '[197199]

A sedação oral é uma técnica conveniente para reduzir a ansiedade sentida por alguns pacientes com fobia dentária. Outras opções incluem a sedação com óxido nitroso e oxigénio, a hipnose, a sedação intravenosa e a anestesia geral. As benzodiazepinas (diazepam, lorazepam, temazepam e triazolam) têm sido utilizadas com sucesso para a sedação oral em medicina dentária, aumentando a ação do neurotransmissor ácido γ-aminobutírico (GABA). Este composto promove um efeito calmante geral no sistema nervoso central, influenciando as reacções emocionais, a memória, o pensamento e o controlo da consciência, o tónus muscular e a coordenação. O diazepam é a benzodiazepina de eleição para a sedação dentária oral, que preenche perfeitamente os critérios de um agente de sedação ideal.[206]

A dor é um assunto complexo; para os doentes, é uma experiência desagradável e emocional e pode estar associada a danos reais ou potenciais nos tecidos. Na prática clínica quotidiana, os profissionais enfrentam desafios não só para prevenir ou aliviar a dor dentária, mas também para garantir que o seu tratamento não provoca dor. A utilização correta de analgésicos e anestésicos preventivos, com o conhecimento de técnicas suplementares, deve proporcionar um alívio satisfatório da dor, mesmo nos casos endodônticos difíceis de tratar, em que os pacientes apresentam um "dente quente". Ocasionalmente, a sedação oral e o uso adjunto de corticosteróides podem ser indicados para reduzir ainda mais a ansiedade e a dor no consultório endodôntico.[210]

11.1 ANALGÉSICOS

O alívio da dor como resultado da intervenção endodôntica, por si só, raramente é imediato, mas ainda assim é a estratégia mais eficaz para reduzir a dor pós-tratamento. A dor pós-tratamento, variando de leve a severa, pode durar até 72 horas em alguns casos, exigindo analgésicos adicionais pós-tratamento. Estão disponíveis várias estratégias farmacológicas para garantir um controlo eficaz da dor no tratamento do doente com dor endodôntica. Quando se prescrevem analgésicos, os doentes devem ser instruídos para tomar os medicamentos em intervalos regulares (por exemplo, de 6 a 8 horas), assegurando um nível sanguíneo mais consistente do fármaco, o que contribui para um melhor alívio da dor. Os dois analgésicos mais comuns que podem ser prescritos incluem os AINE e o paracetamol, quer separadamente quer em combinação. A decisão de co-prescrever baseia-se no efeito analgésico aditivo quando estes dois fármacos são tomados em conjunto, que é geralmente bem tolerado pela maioria dos doentes quando administrados durante um curto período de tempo. No entanto, podem existir contra-indicações na história clínica que determinem quais os analgésicos que podem ser melhor tolerados, alterando o regime medicamentoso de escolha.

Pensa-se que o mecanismo de ação da maioria dos AINEs envolve a inibição da enzima ciclo-oxigenase (COX), inibindo assim a síntese de prostaglandinas. A inflamação e a necrose pulpares podem levar a lesões nos tecidos peri-radiculares que podem ativar a fosfolipase, que, por sua vez, liberta ácido araquidónico das membranas celulares. O ácido araquidónico, por sua vez, forma o substrato para as enzimas COX, que levam à síntese de vários eicosanóides. Existem duas isoformas de COX, nomeadamente a COX-I e a COX-2. A COX-I é responsável pela produção de prostaglandinas com funções homeostáticas em tecidos como o estômago, os rins e as plaquetas, enquanto a COX-2 é responsável pela produção das prostaglandinas envolvidas na inflamação. Os efeitos terapêuticos dos AINEs são atribuíveis à inibição da COX-2.

Alguns doentes podem não conseguir tolerar os AINE, uma vez que a inibição da síntese normal de prostaglandinas resulta numa série de efeitos adversos. Estes podem incluir doentes com perturbações gastrointestinais (úlceras e colite ulcerosa), hipertensão (incluindo interações medicamentosas anti-hipertensivas ou os efeitos renais dos AINE) e asmáticos activos. Para os doentes que não toleram os AINE, recomenda-se o pré-tratamento com paracetamol.

11.2 SOLUÇÕES ANESTÉSICAS LOCAIS

Desde os tempos antigos, a medicina dentária tem sido infelizmente associada à dor e ao desconforto - o que se perpetuou injustamente até aos dias de hoje. Antes da anestesia, a competência de um cirurgião ou dentista era equiparada à sua velocidade de operação e não à qualidade do seu trabalho. Com o advento da anestesia, as pessoas puderam submeter-se a procedimentos mais extensos, sem dor, ansiedade e mesmo memória. No entanto, apesar destes avanços, as pessoas podem continuar a sentir-se apreensivas em relação aos procedimentos dentários.

Os anestésicos locais (AL) são fármacos que provocam um bloqueio reversível da transmissão de impulsos ao longo das vias neurais, tanto centrais como periféricas. Ao fazê-lo, bloqueiam efetivamente a transmissão de estímulos dolorosos nocivos ao longo das fibras nervosas, tornando assim uma área de tecido insensível. Os anestésicos locais exercem a sua ação difundindo-se através das membranas nervosas, num gradiente de concentração, e ligam-se à porção intracelular dos canais de sódio dependentes da voltagem, tornando-os assim inactivos. As soluções de anestésicos locais existem numa solução que consiste numa fração ionizada e numa fração sindicalizada. É a fração ionizada que é lipofílica e capaz de se difundir através da bicamada fosfolipídica das células nervosas e atuar nos canais de sódio dependentes de voltagem. Os anestésicos locais são bases fracas com um pK_a >7,4 (o pK_a de um fármaco é o pH ao qual 50 % é ionizado e 50 % é unionizado). Consequentemente, a um pH fisiológico (7,4), a maior parte do fármaco encontra-se na forma ionizada.

A correlação clínica deste facto é que, em tecidos infectados, ácidos ou desvitalizados, os anestésicos locais podem demorar mais tempo a fazer efeito (se é que fazem efeito), uma vez que a maior parte do fármaco se encontra na forma ionizada e não consegue difundir-se através da membrana celular. Por outro lado, para acelerar o início da ação, alguns profissionais adicionam a base bicarbonato de sódio, aumentando assim a fração ionizada do fármaco. Outras caraterísticas clínicas incluem a potência e a duração da ação. A potência está relacionada com a solubilidade lipídica de um fármaco e a quantidade de fármaco disponível num nervo (ou seja, a concentração). A duração da ação está relacionada com o grau de ligação às proteínas. Quanto maior for a ligação às proteínas, maior será a duração da ação.

11.2.1 Tipos e preparações

Os anestésicos locais podem ser classificados de acordo com a sua estrutura química. Todos os anestésicos locais são constituídos por um grupo aromático e uma amina terciária. Uma ligação intermédia liga as duas partes. A ligação intermédia pode ser constituída por um *éster* ou por uma *amida*. Este facto dá origem à classificação dos AL ésteres e dos AL amidas. Exemplos de AL ésteres incluem a procaína (Novocaína) e a cocaína. Exemplos de AL amida incluem a lidocaína (Xilocaína), a prilocaína (Citanest), a articaína (Septocaína), a bupivacaína (Marcaína) e a ropivacaína (Naropin).

Os ésteres de AL são metabolizados por degradação em ácido para-aminobenzóico (PABA), que é altamente antigénico e pode resultar em reacções alérgicas. Quando ocorre uma alergia ao PABA, os doentes podem apresentar uma reatividade cruzada aos AL amida que contêm metilparabeno como conservante. As reacções alérgicas apenas aos AL-amida são extremamente raras.

Existe uma grande variedade de preparações de ALS disponíveis. Em geral, os AL são preparados sob a forma de um sal de cloridrato, o que os torna solúveis em água. Além disso, os AL para uso dentário contêm frequentemente conservantes (como o metilparabeno ou o metabissulfito de sódio) e um fungicida.

Outros aditivos comuns são os fármacos vasoconstritores. Estes incluem a adrenalina/epinefrina, a felipressina ou a octapressina. Os fármacos vasoconstritores são adicionados para reduzir a absorção sistémica do AL. Dependendo do AL utilizado, isto pode resultar num prolongamento da ação. Além disso, no caso dos AL de ação mais curta (por exemplo, lidocaína), pode ser administrada uma dose maior antes de se atingir a toxicidade. Por exemplo, a dose tóxica de lidocaína simples é de 4 mg/kg, ao passo que a dose tóxica de lidocaína contendo adrenalina/epinefrina é de 7 mg/kg, devido à menor absorção sistémica proporcionada pelo vasoconstritor. No entanto, deve notar-se que, no caso dos AL de ação prolongada normalmente disponíveis (ou seja, bupivacaína e ropivacaína), a adição de um vasoconstritor não altera a dose tóxica do fármaco. Com ou sem adrenalina/epinefrina, a dose tóxica da bupivacaína é de 2-2,5 mg/kg. Este facto deve-se à forte ligação proteica do AL. As propriedades vasoconstritoras regridem antes de o AL se separar do canal de sódio.

Não existe um AL que seja adequado para todos os procedimentos. Ao escolher um AL, é necessário ter em conta vários factores, incluindo o início, a compensação, o perfil de segurança e o custo. Foi sugerido que, para a cirurgia dentária, a articaína está mais próxima de ser o AL ideal devido ao seu rápido início de ação, metabolismo rápido, inativação por vias dependentes e não dependentes de órgãos, disponibilidade e perfil de segurança favorável.

11.2.2 Toxicidade e gestão

Apesar do exemplo dado no parágrafo anterior, a toxicidade dos AL não pode ser simplificada apenas num algoritmo mg/kg. Vários factores diferentes afectam a toxicidade do anestésico local, sobretudo o local de injeção (vascularização relativa do local). Por exemplo, um doente pode apresentar sinais e sintomas de toxicidade do AL mesmo que apenas 1-2 ml de AL sejam inadvertidamente injectados num vaso importante, apesar de a dose tóxica calculada ser bastante inferior. O tecido vascular, como a mucosa oral, absorve o AL mais rapidamente do que o tecido com um fornecimento de sangue menos rico (por exemplo, tecido subcutâneo). No entanto, as doses tóxicas de anestésico local podem ser calculadas com base no peso corporal magro. (Quadro 11.3)

Toxic dose of local anaesthetic calculated on lean body weight

Lidocaine (plain)	4 mg/kg
Lidocaine (with adrenaline)	7 mg/kg
Prilocaine	6 mg/kg
Prilocaine (felypressin or octapressin)	8 mg/kg
Articaine	7 mg/kg
Bupivacaine	2 mg/kg
Ropivacaine	3 mg/kg

Systemic effects of lidocaine

Plasma concentration (mcg/mL)	Effect
1–5	Analgesia
5–10	Light-headedness, tinnitus, circumoral numbness/metallic taste
10–15	Seizures
15–25	Coma/respiratory arrest
>25	Cardiac depression/arrest

Quadro 11.3 Doses tóxicas de anestésico local

A toxicidade do AL está, em última análise, diretamente relacionada com a concentração plasmática do fármaco e manifesta-se de duas formas principais: toxicidade cardíaca e toxicidade do sistema nervoso central (SNC).

11.2.2. a. Efeitos no sistema nervoso central

Os fármacos LA são capazes de atravessar a barreira hemato-encefálica e atuar no SNC. Normalmente, em concentrações plasmáticas baixas, predominam os sintomas/sinais excitatórios do SNC, tais como tonturas, zumbidos, dormência circum-oral, gosto metálico na boca e, por fim, convulsões. medida que a concentração plasmática aumenta, ou se houver um aumento rápido da concentração plasmática, segue-se a depressão do SNC (coma e depressão respiratória). Os AL que são mais solúveis em lípidos (ou seja, mais potentes, como a bupivacaína) provocam toxicidade para o SNC com doses muito mais baixas. Certos estados clínicos podem aumentar a probabilidade de ocorrência de toxicidade para o SNC. Estes incluem diminuição da ligação às proteínas, hipercarbia e acidose sistémica. Se a concentração plasmática continuar a aumentar, pode ocorrer toxicidade cardíaca.

11.2.2. b. Efeitos cardíacos

Os medicamentos com AL podem levar a complicações cardíacas potencialmente desastrosas. Na sua forma ligeira, os fármacos com AL podem provocar hipotensão, arritmias e depressão do miocárdio. Mais uma vez, os AL mais potentes, como a bupivacaína e a ropivacaína, são os mais sinistros destes fármacos, uma vez que podem conduzir a uma paragem cardíaca fatal (normalmente fibrilhação ventricular, que é refractária ao tratamento habitual) ou a um bloqueio cardíaco completo. Dos AL de ação prolongada, a ropivacaína é menos tóxica para o coração, uma vez que a sua afinidade para os canais de sódio no miócito cardíaco é menor. O mecanismo exato desta toxicidade ainda não é totalmente conhecido. A dose de AL que causa toxicidade para o SNC comparada com a dose que causa toxicidade cardíaca dá origem ao conceito de rácio CC:SNC. A lidocaína tem uma relação CC:SNC de 7:1, enquanto a bupivacaína é de 3:1 - o que implica que, em relação à bupivacaína, existe apenas uma margem muito pequena de dose de anestésico local antes de ocorrer toxicidade cardíaca.

11.2.2.c. Controlo da toxicidade do anestésico local

O tratamento da toxicidade dos anestésicos locais é principalmente de suporte e está resumido na Tabela 15.5. Para além das manifestações cardíacas e neurológicas da toxicidade dos AL, a prilocaína em doses superiores a 600 mg pode provocar meta-hemoglobinémia. A meta-hemoglobinemia resulta numa diminuição do fornecimento de oxigénio aos tecidos e consequente hipoxia tecidular. O tratamento é efectuado com um agente redutor, como o azul de metileno (Quadro 11.4).

Recognise LA toxicity, stop injection of the local anaesthetic solution and call for help
If the patient is showing mild symptoms, only then reassure and continuously monitor until they improve. Preparations should be made in case signs of severe toxicity develop
Administer oxygen and ensure ventilation is maintained and respiratory acidosis is avoided
If conscious level is deteriorating or convulsions develop, the patient will require maintenance of airway; this may necessitate tracheal intubation. Hundred percent oxygen should be administered and adequate ventilation ensured
If seizures develop, benzodiazepines can be administered in small incremental doses
For cardiac arrest associated with local anaesthetic toxicity, cardiopulmonary resuscitation should be commenced using standard protocols. Cardiac arrhythmias may be treated with lipid emulsion therapy as per ALS guidelines. Consider Intralipid 20 % (1.5 mL/kg) over 1 min followed by infusion at 15 mL/kg/h. If no improvement, consider repeat bolus dose and increasing infusion rate. Cumulative Intralipid dose should not exceed 12 mL/kg

Quadro 11.4 Controlo da toxicidade do anestésico local

Acidentes com anestesia local

Para além dos efeitos tóxicos que afectam o sistema nervoso central e o coração, a anestesia local intra-oral pode resultar em complicações.

Trismo

A incapacidade de abrir a boca pode ocorrer 2-5 dias após a administração de um bloqueio mandibular. A colocação incorrecta e inadvertida da agulha, a penetração acidental no músculo ou a punção de vasos sanguíneos durante a administração deste bloqueio podem levar à formação de hematoma e subsequente fibrose. Os doentes queixam-se frequentemente de trismo acentuado que pode durar várias semanas se for muito grave. O tratamento inclui a tranquilização e a explicação da possível causa. O tratamento conservador, incluindo a utilização de compressas quentes e exercícios de alongamento com espátulas de madeira, é geralmente suficiente para esta situação. Raramente, se o hematoma for infetado, será necessário recorrer à cirurgia.

Paralisia do nervo facial (imediata')

A colocação incorrecta da agulha durante um bloqueio do nervo dentário inferior ou do nervo alveolar superior posterior pode resultar numa paralisia facial temporária. Os doentes com paralisia do nervo facial periférico apresentam uma fraqueza generalizada do lado ipsilateral da face, incapacidade de fechar as pálpebras, obliteração da prega nasolabial, queda do canto da boca e desvio da boca para o lado não afetado. O tratamento inclui a tranquilização e a explicação, com ênfase no facto de a fraqueza ser de natureza temporária. Pode ser aconselhável colocar um tapa-olhos para evitar lesões oftálmicas.

Pós-injecçãoparanestesia

Após a administração de um anestésico local, pode ocorrer uma alteração prolongada ou permanente da sensibilidade ao longo de parte ou de toda a distribuição dos ramos maxilar ou mandibular do nervo trigémeo. Estas sensações alteradas podem ser classificadas como anestesia (ausência total de sensação), parestesia (sensações anormais como "alfinetes e agulhas") e disestesia (neuropatia dolorosa espontânea ou mecanicamente evocada). Podem ser atribuídas a várias teorias, incluindo traumatismo direto da agulha, traumatismo dos vasos sanguíneos intra-neurais e formação de hematoma intra-neural e neurotoxicidade diretamente relacionada com o anestésico local utilizado. Durante a administração do bloqueio do nervo alveolar inferior, o doente pode, por vezes, sentir uma sensação imediata de choque elétrico. Pensa-se que isto se deve ao facto de a agulha entrar em contacto com o tronco nervoso, o que pode potencialmente causar danos diretos no nervo e uma sensação alterada de longa duração. O médico é aconselhado a interromper a administração da solução anestésica e recomenda-se o reposicionamento da agulha a alguns milímetros de distância. O doente deve ser avisado da potencial parestesia temporária que se pode desenvolver, que deve ser de natureza transitória, mas que pode levar várias semanas a recuperar completamente. A gestão da anestesia, da parestesia e da disestesia requer testes sensoriais da distribuição afetada, tranquilização e acompanhamento. Nalguns doentes, pode ser necessário um encaminhamento cirúrgico para garantir uma intervenção cirúrgica imediata, se tal for considerado necessário.

u.3 ANESTESIA TÓPICA

A utilização e a eficácia da anestesia tópica antes da inserção da agulha e da injeção de anestesia local têm sido altamente variáveis. No entanto, recomenda-se a sua utilização antes de todas as técnicas de anestesia dentária intra-oral para garantir ao doente que o médico está a tentar tudo o que é possível para minimizar qualquer dor durante o tratamento. As formulações de gel anestésico tópico devem ser colocadas sobre a mucosa pelo menos 30 a 1 minuto antes da injeção.

IIAMAXILLARYINFILTRATIONAND BLOCKS

As fibras sensoriais pulpares dos dentes maxilares são transportadas principalmente pelos nervos alveolares superiores anterior, médio e posterior, que também irrigam os tecidos moles bucais. A maioria dos problemas com a anestesia maxilar pode ser atribuída a variações individuais das vias nervosas anatómicas normais dentro do osso maxilar com fibras acessórias de inervação pulpar encontradas na inervação palatina fornecidas pelos nervos nasopalatino e palatino maior. A administração de anestesia palatina é frequentemente descrita como uma experiência dolorosa pelo paciente, e a infiltração palatina direta é difícil de administrar sem dor ou desconforto significativos, uma vez que existe pouco espaço tecidular nestes locais entre a mucosa e o subjacente. A aplicação cuidadosa de anestesia tópica, as técnicas de distração e a administração lenta da solução anestésica devem permitir um desconforto muito reduzido ou nulo para o doente. Injecções alternativas utilizando articaína apenas no vestíbulo bucal podem ser suficientes, evitando a injeção palatina. Os novos sistemas de administração de anestésicos controlados por computador (CCLAD) são particularmente competentes na eliminação ou, pelo menos, na minimização do desconforto aquando da administração de injecções no palato.

11.4.1 Bloqueio do nervo nasopalatino/Bloqueio do nervo alveolar superior anterior do palato (PASA)

A agulha é colocada lateralmente à papila incisiva. Uma vez que a agulha tenha penetrado na mucosa, é injectada uma primeira deposição de solução anestésica durante 10 s. Em seguida, a agulha é reorientada mais verticalmente para entrar no canal nasopalatino a uma distância de 0,5-1 cm. Após uma aspiração negativa, é depositada a solução remanescente no cartucho. A injeção proporciona a anestesia dos seis dentes anteriores superiores (canino a canino) com uma única injeção, incluindo os tecidos moles que cobrem o palato anterior (distribuição do nervo nasopalatino) e, em menor grau, as gengivas labiais (Fig. 11.1).

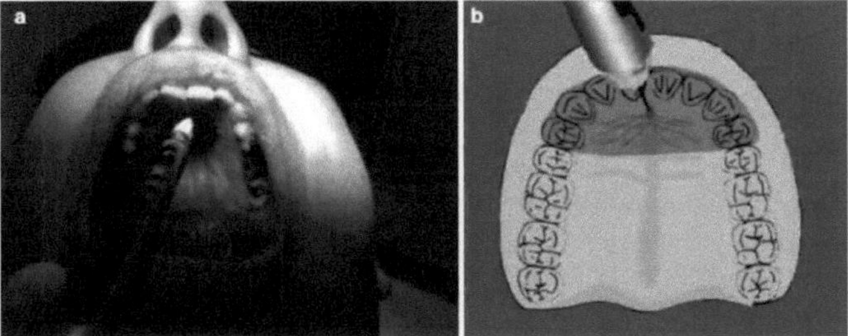

Fig. 11.1 (a, b) Fotografias clínicas e diagramas que demonstram a injeção do bloqueio nasopalatino. A entrada para o forame nasopalatino situa-se na papila incisiva, que pode ser visualizada posteriormente aos incisivos centrais superiores. A ponta da agulha deve entrar em contacto com o tecido mole na face lateral da papila incisiva, com uma profundidade de penetração inferior a 5 mm. Após a aspiração, a solução anestésica deve ser depositada a um ritmo muito lento para minimizar o desconforto do doente

11.4.2 Bloqueio do nervo palatino maior

Este bloco é utilizado para anestesiar o tecido mole palatino dos dentes posteriores ao canino maxilar e o osso alveolar correspondente no palato. A agulha é inserida aproximadamente 1 cm medialmente ao último/2º molar maxilar no palato duro. A agulha é avançada para o forame palatino maior até uma profundidade inferior a 10 mm antes de injetar a solução anestésica (Fig. 11.2).

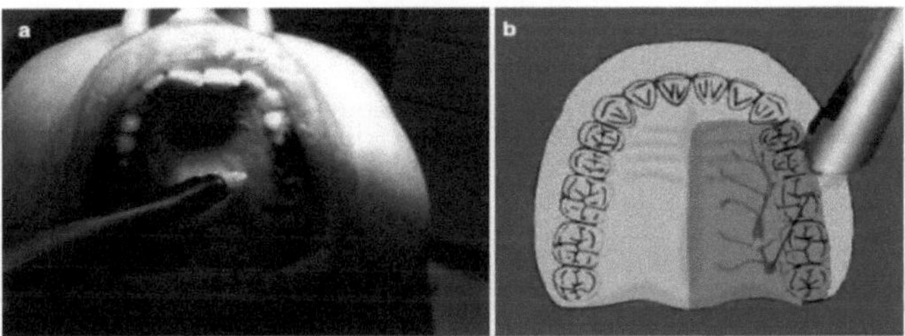

Fig. 11.2 ***(a, b)*** *Fotografias clínicas e diagramas que demonstram a injeção do bloco palatino maior. Esta injeção anestesiará os tecidos do palato duro desde o seu aspeto mais distal, anteriormente à distal do canino e lateralmente à linha média. A entrada para o forame palatino maior situa-se normalmente a meio caminho entre a margem gengival e a linha média do palato, aproximadamente em frente ao segundo molar maxilar, o que, anatomicamente, é geralmente 5 mm anterior à junção do palato duro e mole. Após a penetração do forame, a agulha deve ser inserida até ao contacto com o osso e a aspiração deve ser efectuada antes da deposição lenta da solução*

11.4.3 Alveolar médio superior anterior (AMSA)

Esta injeção destina-se a anestesiar a polpa dos dentes incisivos, caninos e pré-molares ipsilaterais e os tecidos moles palatinos associados. É colocada uma agulha ao longo da linha que divide os dentes pré-molares, no ponto intermédio entre a sutura palatina da linha média e a margem gengival livre. Inicialmente, a agulha é colocada na mucosa e, após a deposição da solução anestésica durante 8-10 s, a agulha é avançada lateralmente e superiormente até encontrar o osso. A restante solução anestésica pode ser administrada nesta altura.

11.4.4 Bloqueio infra-orbital

Este bloco é utilizado para anestesiar o 1º e 2º pré-molares, o canino, o incisivo lateral e o incisivo central, o osso alveolar correspondente e a gengiva bucal. Combina os bloqueios MSA e ASA e anestesia a pálpebra inferior, a parte lateral do tecido cutâneo nasal e a pele da região infra-orbital. A margem infra-orbital é palpada extra-oralmente e o polegar e o indicador são colocados nesta região. O lábio superior e a mucosa bucal são retraídos e a agulha é inserida na área do 1º pré-molar, região do canino. A agulha é avançada até entrar em contacto com o osso na região infra-orbitária antes de depositar a solução anestésica. (Fig. 11.3)

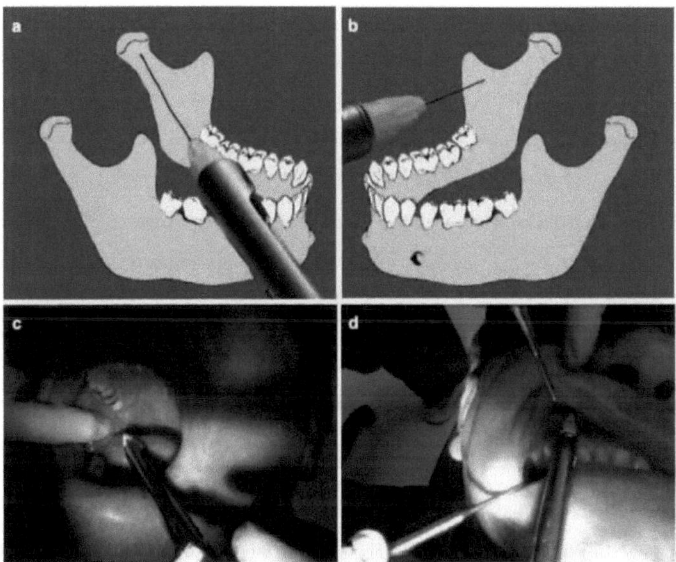

Fig 11.3 Fotografias clínicas e diagramas demonstrando (a e c) o bloqueio do nervo de Gow-Gates (GG), (b) o bloqueio do nervo de Vazirani-Akinosi e (d) o bloqueio do nervo infra-orbital

11.4.5 Bloqueio do nervo alveolar superior posterior (PSAN)

Este bloco é útil para anestesiar o tecido pulpar, o osso alveolar correspondente e o tecido gengival bucal dos 1°, 2° e 3° molares superiores. A agulha é inserida na altura da prega muco-bucal entre o 1° e o 2° molares, num ângulo de 45° em relação ao plano oclusal superior e medialmente. Deve ter-se cuidado nesta região devido ao plexo de veias pterigóides e ao risco de aspiração positiva e também de hematoma.

11,5MANDIBVLAR INFILTRAÇÕES E BLOCOS

11.5.1 Bloqueio do nervo alveolar inferior (BNAI)

Esta técnica consiste em bloquear o nervo alveolar inferior antes da sua entrada na língula mandibular, na parte medial do ramo mandibular. A agulha é inserida na membrana mucosa na borda medial do ramo mandibular na intersecção de uma linha horizontal 6-10 mm acima da mesa oclusal dos dentes mandibulares (altura da injeção) e uma linha vertical imediatamente lateral à rafe pterigomandibular (plano anteroposterior). A área de injeção é abordada a partir da região pré-molar contralateral. A mão não dominante é utilizada para retrair o tecido mole bucal (polegar na incisura coronoide da mandíbula e dedo indicador no bordo posterior da mandíbula extra-oral). A agulha é inserida aproximadamente 25 mm até atingir o osso. A agulha é então ligeiramente retraída antes de se depositar lentamente a solução anestésica.

11.5.1.a Técnica de Gow-Gates

A técnica de Gow-Gates é indicada para utilização em casos em que é necessária anestesia dos tecidos moles desde o molar mais distal até à linha média e em que os bloqueios convencionais do nervo alveolar inferior não são bem sucedidos. A área alvo é o bordo antero-medial do colo do côndilo mandibular, imediatamente inferior à inserção do músculo pterigoide lateral. O local de injeção intra-oral é na mucosa da mesial do ramo mandibular, imediatamente distal à altura da cúspide mesio-lingual do segundo molar superior, seguindo uma linha extra-oral desde a incisura intertrágica da orelha até à comissura labial do mesmo lado.

11.5.5.b Técnica de Vazirani-Akinosis

Trata-se de uma técnica útil para proporcionar anestesia na mesma área que o bloqueio do nervo alveolar inferior em doentes com infecções e trismo com abertura limitada da boca. A agulha é inserida nos tecidos moles que cobrem o bordo medial do ramo mandibular diretamente adjacente à tuberosidade maxilar. A agulha é avançada até uma profundidade de 25 mm, e o centro da agulha deve ficar oposto ao aspeto mesial do segundo molar superior. A injeção é realizada às cegas porque não existe um ponto final ósseo, pelo que é necessária uma aspiração cuidadosa antes de depositar a solução anestésica.

11.5.1. c Bloqueio do nervo bucal longo

A injeção vestibular anestesiará o tecido mole vestibular lateral aos molares inferiores. A agulha é inserida no tecido no vestíbulo disto-vestibular oposto ao segundo ou terceiro molar, imediatamente medial à incisura coronoide. A agulha é inserida até ao contacto com o osso, normalmente 1-3 mm.

11.5.1. dBloqueio do nervo mental

O nervo mental sai do forame mental nos ápices do 1º e 2º pré-molares da mandíbula ou próximo deles. Uma agulha curta de calibre 25 ou 27 é inserida na prega muco-bucal ou imediatamente anterior ao forame mental. O bisel da agulha deve ser orientado na direção do osso e o tecido deve ser penetrado a uma profundidade de 5 a 6 mm. Após a aspiração, a solução anestésica pode ser depositada lentamente.

11.6 INJECÇÕES SUPLEMENTARES

Conseguir uma anestesia profunda durante os procedimentos endodônticos é um objetivo fundamental que pode ser um desafio, particularmente quando se trata de um "dente quente". O termo "dente quente" refere-se geralmente a uma polpa diagnosticada com pulpite irreversível com dor espontânea moderada a grave. Quando o clínico é confrontado com um caso de pulpite irreversível grave em que o BNAI convencional atinge a dormência labial, mas não a anestesia pulpar, existem várias estratégias ainda disponíveis para o clínico conseguir uma boa anestesia pulpar. Deve ser reiterado que essas técnicas suplementares são mais bem utilizadas após a obtenção de um BNAI clinicamente bem-sucedido (dormência labial).

11.6.1 Injecções intra-ósseas

A técnica de injeção intra-óssea é um dos métodos mais bem sucedidos entre todas as técnicas anestésicas suplementares utilizadas para ultrapassar a dor. Foram introduzidos sistemas de administração especializados para injecções intra-ósseas, incluindo o Stabident (Fairfax Dental Inc., Miami, FL, EUA) e o X-Tip (Dentsply

International Inc, Tulsa, OK, EUA). O sistema Stabident consiste num fio biselado de calibre 27 que é acionado por uma peça manual de baixa velocidade para perfurar o osso cortical. A solução anestésica é então administrada através da perfuração utilizando uma solução anestésica padrão. O sistema X-tip consiste num componente perfurador/manga guia de 2 partes, também acionado por uma peça manual de baixa velocidade. O perfurador conduz a manga guia através do osso cortical e depois é separado e removido do mesmo. Isto deixa a manga guia no lugar, permitindo o posicionamento de uma agulha de calibre 27 a partir da qual a solução anestésica pode ser depositada.

É selecionado um ponto de perfuração para permitir a infiltração da solução anestésica. Este ponto deve situar-se na gengiva aderente e é determinado através da imagiologia de duas linhas perpendiculares entre si. A linha horizontal corre ao longo das margens gengivais vestibulares dos dentes e a linha vertical corta a papila interdentária distal do dente em questão. O ponto de penetração situa-se 2 mm apicalmente à intersecção destas linhas. Se este ponto estiver dentro da mucosa reflectida, é escolhido um ponto mais coronal numa área de gengiva aderente. O perfurador é ligado à peça de mão de velocidade lenta e avançado através da gengiva e do osso anestesiados até se sentir uma "cedência" caraterística. Isto indica que o osso esponjoso foi perfurado. O perfurador é então removido e é inserida uma agulha curta de 8 mm de calibre 27 para permitir que cerca de 1,0 ml de solução anestésica seja depositado lentamente ao longo de 2 minutos. As limitações da técnica incluem doença periodontal ativa, gengiva fixa limitada e osso inter-radicular limitado. Os riscos inerentes associados à técnica incluem potenciais efeitos secundários sistémicos, como a elevação do coração e potenciais danos nos dentes.

11.6.2 Injecções intra-igamentares

A técnica de injeção intra-igamentar, também conhecida como injeção do ligamento periodontal, é na realidade uma injeção intra-óssea durante a qual a solução anestésica é depositada através do ligamento periodontal. A solução chega ao nervo pulpar através de perfurações naturais no osso esponjoso que rodeia a parede do alvéolo. Os pontos mais importantes em relação a esta técnica são o posicionamento da agulha e a injeção do agente anestésico com uma força considerável. A agulha é inserida a 30° em relação ao longo eixo do dente e é forçada a uma penetração máxima até ficar encravada entre o dente e o osso da crista. Quando a agulha está corretamente colocada, a solução anestésica é depositada sob contrapressão e é realizada sob resistência. O início da anestesia é rápido e é atingido em 30 segundos, podendo ser imediato.

11.6.3 Injecções intra-pulpares

Este método baseia-se na deposição da solução anestésica diretamente na câmara pulpar. É importante assegurar que a solução é depositada na polpa sob contrapressão. A simples colocação da solução anestésica na câmara pulpar não permite obter uma anestesia adequada. Uma vez efectuada uma abertura na polpa, a agulha pode ser avançada para dentro dos canais até que o encaixe seja apertado.

Esta injeção é muito dolorosa e de curta duração, pelo que só deve ser utilizada como último recurso durante o tratamento endodôntico. Uma vez obtida a anestesia, o profissional deve trabalhar rapidamente para assegurar que todo o tecido pulpar foi removido da câmara pulpar coronal e dos canais. O doente deve ser previamente avisado para esperar dor moderada a intensa durante a fase inicial da injeção.

11.7 SISTEMAS DE ENTREGA

Os sistemas tradicionais de administração de anestésicos locais consistem numa seringa (aspirante e não aspirante) e em agulhas (extra-curtas, curtas e longas) de vários calibres. As agulhas extra-curtas são utilizadas para a anestesia do ligamento periodontal. As agulhas curtas são utilizadas para as injecções bucais ou palatinas maxilares. Uma modificação recente foi o desenvolvimento de seringas de segurança para evitar a incidência de ferimentos por picada de agulha. Nos sistemas de seringas de segurança, a agulha e a sua bainha de proteção são fornecidas e eliminadas como parte da seringa. Todo o conjunto é eliminado como uma unidade que já não requer a remoção da agulha, evitando assim uma nova bainha.

Os sistemas alternativos de administração de anestésicos locais incluem dispositivos electrónicos destinados a minimizar as injecções dolorosas. Esses sistemas incluem dispositivos vibratórios (sistema VibraJect, ITL Dental, Irvine, CA, EUA) e sistemas de administração de anestésico local controlados por computador (C-CLAD). Os sistemas electrónicos administram o anestésico local lentamente a uma velocidade e fluxo predeterminados, reduzindo assim o desconforto tanto em crianças como em adultos.

A Milestone Scientific (Piscataway, NJ, EUA) introduziu o primeiro sistema C-CLAD em 1997. Originalmente conhecido como Wand, as versões subsequentes foram renomeadas sequencialmente como Wand Plus, CompuDent e STA (Single-Tooth Anaesthesia System). Os produtos alternativos incluem os dispositivos QuickSleeper e Sleeper One (Dental Hi Tec, Cholet, França) e as seringas Anaeject (Nippon Shika Yakuhin, Shimonoseki, Japão). (Fig. 11.4)

O sistema STA consiste numa unidade independente que contém um microprocessador, um motor que acciona um êmbolo e um pedal de controlo. O cartucho de anestésico local é ligado através de uma cânula à peça de mão que segura a agulha. A unidade STA tem uma caraterística adicional de tecnologia de deteção de pressão dinâmica, que fornece um feedback contínuo ao utilizador sobre a pressão na ponta da agulha para ajudar a identificar a colocação ideal da agulha para injecções no ligamento periodontal. Existem três modos de funcionamento, incluindo uma única taxa de injeção lenta (0,005 ml/s), o modo normal (0,03 ml/s) e o modo turbo (0,06 ml/s).

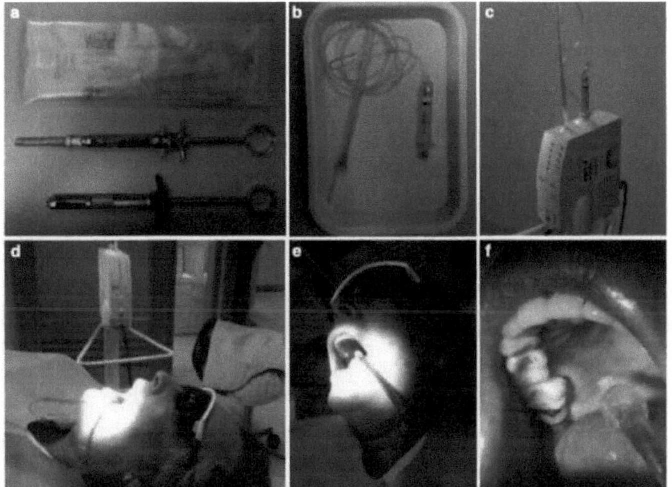

Fig 11.4 Fotografias clínicas mostrando (a) agulhas auto-aspirantes e (b~f) a varinha mágica

À medida que a agulha é introduzida através do tecido, o sistema fornece um feedback sonoro e visual contínuo, alertando o médico para a posição e pressão exactas necessárias para o sucesso. A ativação da unidade resulta no controlo por microprocessador de um pistão que exprime o anestésico local, empurrando um êmbolo de anestésico local para dentro do cartucho. O sistema de administração assistida por computador de gotejamento lento determina a taxa de fluxo durante a injeção, com o objetivo de criar menos tensão nos tecidos e, consequentemente, menos dor no local da anestesia.[201]

11.8ANXIOLÍTICOS

Nas secções anteriores, a farmacologia e a utilização dos AL foram amplamente abordadas. No entanto, em determinadas situações, o AL por si só é insuficiente para proporcionar condições de funcionamento adequadas. Nessas circunstâncias, pode ser necessário recorrer a sedação ou anestesia geral. A anestesia geral não será mais considerada, uma vez que só deve ser efectuada por um anestesista especializado ou, em determinadas situações controladas, por um médico não especializado com formação em anestesia.

A sedação, no entanto, está a ganhar especial destaque. O público em geral começou a aperceber-se dos benefícios da sedação e, até certo ponto, criou um nível crescente de expetativa. Foi referido que existem muitas razões pelas quais as pessoas optam pela sedação, incluindo ansiedade, medo de agulhas, reflexo de vómito grave e claustrofobia com um dique de borracha. Consequentemente, foram desenvolvidos muitos cursos que permitem aos médicos dentistas adquirir os conhecimentos e as competências necessárias para efetuar a sedação em segurança num consultório. O seu objetivo é proporcionar ao médico dentista uma compreensão alargada do que a sedação implica, dos requisitos para uma prática segura, de alguns fármacos habitualmente utilizados e de alguns novos fármacos que poderão tornar-se mais comuns no futuro. Espera-se que também estimule o interesse, de modo a que as pessoas possam ser motivadas a seguir uma formação mais aprofundada neste domínio.

O que é a sedação consciente?

A sedação consciente é um estado induzido por medicação que reduz o nível de consciência do doente, durante o qual este pode responder propositadamente a comandos verbais ou a estímulos ligeiros, como o toque. A realidade é que a sedação consciente, a sedação pesada e a anestesia geral se encontram todas no mesmo continuum, não existindo uma forma fiável de determinar onde termina uma e começa a outra. Apesar de ser aparentemente inócua, é necessário ter cuidado durante a sedação consciente, uma vez que:

- O doente pode perder a consciência.
- O nível de sedação do doente pode aumentar rapidamente para sedação intensa ou AG, particularmente se forem administradas doses múltiplas ou uma combinação de medicamentos (efeito multiplicativo).
- Os reflexos protectores das vias aéreas estão diminuídos, aumentando o risco de aspiração.
- Há depressão da respiração, o que pode levar à hipóxia.
- Há uma depressão do sistema cardiovascular, particularmente no doente

frágil e doente com múltiplas comorbilidades. Isto pode levar a hipotensão e hipoperfusão de sistemas de órgãos-chave, como o cérebro ou o coração.

As doses de fármaco não são fixas e estão sujeitas a uma ampla gama de variações individuais com base em numerosos factores, como o tamanho, a idade, as comorbilidades e outros medicamentos. Consequentemente, quando se prepara a "sedação consciente", é necessário preparar o doente como se fosse submetido a uma anestesia geral. Embora isto possa parecer excessivo, reduz consideravelmente o risco. Isto envolve a avaliação do doente, jejum, equipamento apropriado (incluindo equipamento de reanimação), pessoal adequado e um plano caso o doente se deteriore.

11.8.1 Avaliação do doente

Antes do procedimento, qualquer doente tem de ser avaliado quanto à sua adequação à sedação. Isto inclui um historial e um exame focados especificamente em doenças cardíacas concomitantes, doenças respiratórias (incluindo apneia do sono), doenças neurológicas, perturbações músculo-esqueléticas (particularmente as que resultam em fraqueza dos músculos da respiração), risco de refluxo, alergias, medicamentos e uma avaliação das vias respiratórias. O doente deve então ser estratificado de acordo com a classificação do estado físico da Sociedade Americana de Anestesiologistas. Em geral, os dentistas com formação em sedação devem limitar a sua prática aos doentes das classes 1 e 2 da ASA. Um anestesista especializado deve tratar os doentes de classe ASA 3 ou superior, quer estejam sob sedação ou AG... (Tabela 11.5).

I	**Healthy patient**
II	**Mild systemic disease**
III	**Severe systemic disease**
IV	**Severe systemic disease that is a constant threat to life**
V	**Moribund patient not expected to survive with or without operation**
VI	**Brain dead – for organ procurement**

Quadro 11.5Classificação do estado físico da AASA

11.8.2 Jejum

O jejum é um aspeto importante de qualquer serviço de sedação, uma vez que reduz significativamente o risco de aspiração. As diretrizes recomendadas para os tempos de jejum (elaboradas pelo Australian and New Zealand College of Anaesthetists (ANZCA)) que devem ser observadas incluem 6 h para alimentos sólidos ou leite, 4 h para leite materno e 2 h para água ou líquidos claros (por exemplo, sumo de maçã).

11.8.3 Equipamento

Para uma sedação oral segura, é obrigatório garantir a disponibilidade de equipamento normalizado constituído por oxigénio com máscara e cânula nasal, saco de reanimação auto-insuflável e oximetria de pulso. No entanto, este equipamento, por si só, é insuficiente para a sedação intravenosa. A fim de prestar um serviço de sedação intravenosa seguro, é necessário que esteja prontamente disponível equipamento adicional, incluindo uma gama de cânulas nasais e máscaras para administrar oxigénio, cânulas intravenosas, fluidos intravenosos (por exemplo, soro fisiológico a 0,9%) com conjuntos de administração, monitorização (incluindo oximetria de pulso, pressão arterial não invasiva, ECG, dióxido de carbono final) e sucção.

Para além de um desfibrilhador, devem estar disponíveis fármacos (adrenalina, atropina, suxametónio, Intralipid, um bloqueador beta como o metoprolol, efedrina, metaraminol, hidrocortisona, glicose a 50 %, naloxona, flumazenil), uma gama de equipamento avançado para as vias aéreas (por exemplo, tubos endotraqueais e máscaras laríngeas) e um saco de reanimação auto-insuflável.

Vários países têm diretrizes relativas à sedação consciente. Uma dessas diretrizes é produzida conjuntamente pela ANZCA e pelo Royal Australasian College of Dental Surgeons (RACDS).

11.8.4 Formação

Para efetuar a sedação dentária em segurança e desenvolver uma familiaridade com a miríade de equipamentos, é imperativo que o médico dentista tenha uma formação adequada. Existe uma variedade de cursos disponíveis, e os profissionais devem certificar-se de que os cursos são reconhecidos pelos organismos dentários reguladores no seu país de prática para garantir que as normas são cumpridas. Um dos aspectos fundamentais de qualquer curso é o ensino do suporte avançado de vida (SAV). *Qualquer pessoa que pratique sedação intravenosa deve ser proficiente em ALS e gestão avançada das vias aéreas.* De facto, todos os profissionais de medicina dentária, quer pratiquem sedação ou não, devem ser competentes em suporte básico de vida (SBV), no mínimo. A formação para este efeito pode ser obtida através de uma variedade de fontes, incluindo a Cruz Vermelha e grupos de ambulâncias.

11.8.5 Pessoal

É imperativo que, durante o processo de sedação, esteja presente uma pessoa cuja única responsabilidade seja administrar a sedação e monitorizar o doente. Infelizmente, no mundo real, isso frequentemente não é possível, e é o procedimentalista que tem que administrar os medicamentos. Nesta situação, deve estar presente um assistente qualificado para monitorizar a consciência e a função cardiorrespiratória do doente.

Antes da sedação oral, devem ser dadas ao doente instruções claras, verbais e escritas, sobre os cuidados pré-operatórios e pós-operatórios. Devido aos diferentes perfis de recuperação de muitos dos diferentes agentes sedativos disponíveis, o doente deve ser aconselhado a não conduzir, tomar decisões importantes ou consumir álcool durante um período de 24 horas após a consulta. Para tal, é necessário que o doente tenha um acompanhante adequado que seja responsável. Não é aconselhável permitir que o doente saia do consultório dentário desacompanhado. (Tabela 11.6)

Before your appointment
You can have a light meal 6 h before the appointment, but do not have anything to eat or drink 2 h before your appointment
Do not drink alcohol on the day of the appointment
If you are taking any medicines, take them at the usual time unless otherwise advised
If you are taking an oral sedative, you can take it 1 h before your appointment
Wear loose-fitting clothing and no jewellery. Remove any contact lenses
You must be accompanied by a responsible adult, who must remain with you in the waiting room throughout your appointment, escort you home afterwards and arrange for you to be looked after for the following 24 h
Report any illness occurring after the appointment immediately, as it might affect your treatment
After your appointment
Remain at the clinic for at least 1 h after your treatment has finished
Your escort must take you home by means other than public transport
Rest and do not undertake any strenuous activities for the rest of the day
If you are hungry, you can have a light meal but at lukewarm temperatures only
Do not drive any vehicle, operate any machinery or use any domestic appliances for 24 h after the appointment
Do not drink alcohol, return to work, make any important decisions or sign any important documents for 24 h after the appointment

Tabela 11.6 Instruções ao doente antes e depois do tratamento

11.8.6 Medicamento de uso comum

Oral

A sedação oral é, desde há muitos anos, a base de sustentação dos médicos dentistas. Tradicionalmente, tem sido utilizada a benzodiazepina, o diazepam. No entanto, estão a surgir algumas provas dos benefícios da cetamina oral, particularmente para a medicina dentária pediátrica.

Diazepam

O diazepam é uma benzodiazepina facilmente disponível que pode ser utilizada como agente único para sedação, ansiólise e amnésia anterógrada. É altamente lipofílico, o que contribui para a sua rápida absorção e efeitos centrais. É altamente ligado às proteínas (95 %) e é metabolizado no fígado em metabolitos activos (desmetildiazepam, oxazepam, temazepam) antes de ser conjugado com ácido glucurónico e excretado por via renal. A sua meia-vida de eliminação é longa (20-45 h).

O diazepam deve ser evitado em pessoas com apneia do sono grave, doença hepática grave, insuficiência renal, glaucoma agudo de ângulo estreito, miastenia gravis e gravidez ou em mulheres a amamentar. Os idosos e os doentes debilitados devem ser extremamente cautelosos (e a dose deve ser reduzida). (Tabela 11.7)

Diazepam dosage (adults)	**2.5–7.5 mg/dose**
Onset	**10–15 min**
Peak plasma concentration	**60–90 min**

Quadro 11.7 Dosagem de diazepam

Outras benzodiazepinas orais que são habitualmente utilizadas em medicina dentária incluem o temazepam e o lorazepam. O lorazepam, no entanto, tem um tempo de início de ação mais longo e uma duração de ação muito mais longa, o que provavelmente o torna menos adequado do que o diazepam para procedimentos dentários. O temazepam tem um tempo de início de ação semelhante ao do diazepam, mas um tempo mais longo para atingir o pico de concentração plasmática (2,5-3 h). Por conseguinte, mais uma vez, o diazepam é provavelmente mais adequado para um procedimento curto.

Cetamina

A cetamina é um derivado da fenciclidina que actua como antagonista dos receptores NMDA, produzindo anestesia dissociativa e analgesia profunda. A cetamina é também um agonista opióide fraco. As suas vantagens residem na sua capacidade de produzir analgesia potente em doses subanestésicas. É um broncodilatador e estimula o sistema cardiovascular devido a um aumento do tónus simpático. Em comparação com outros agentes intravenosos, os reflexos das vias aéreas são relativamente preservados. As suas desvantagens incluem salivação excessiva e sonhos e alucinações potencialmente perturbadores. (Tabela 11.8)

Ketamine dosage (adults)	**6–7 mg/kg**
Onset	**15–30 min**
Ketamine has a particularly unpleasant taste and should be mixed in a sweet liquid	

Tabela 11.8 Dosagem de cetamina

Inalado

Desde o nascimento da anestesia moderna, o óxido nitroso inalado tem sido utilizado como medicamento sedativo. Desde então, surgiram outros fármacos inalados. Estes incluem o midazolam inalado e o xénon. O xénon não será analisado mais aprofundadamente, uma vez que se trata de um agente anestésico, muito caro e ainda experimental. O midazolam, no entanto, tem alguns méritos reais.

Óxido nitroso

Os dentistas utilizam o óxido nitroso desde 1844, quando Horace Wells demonstrou pela primeira vez a sua utilização durante a extração de um dente. Trata-se de um gás anestésico incolor e inodoro que é útil como sedativo inalatório. Encontra-se facilmente disponível e pode ser administrado através de um sistema de administração simples. O sistema mais comummente disponível é o "Entonox" (marca registada da BOC), que fornece uma mistura de 50 % de óxido nitroso e 50 % de oxigénio. Estão disponíveis outros sistemas que permitem ao médico aumentar ou diminuir a mistura de óxido nitroso/oxigénio. A respiração é efectuada por meio de uma válvula de exigência, através de uma máscara, de um bloqueador de mordida, de uma pinça nasal ou de um bocal.

As principais vantagens do óxido nitroso são o facto de ser inodoro, ter um início e um fim rápidos e proporcionar uma analgesia potente. É utilizado com segurança há muitos anos. As suas desvantagens incluem o facto de depender da capacidade do doente para controlar e coordenar a respiração de forma adequada para obter gás suficiente; oxida a vitamina B12, tornando-a incapaz de atuar como cofator da metionina sintase. O resultado é uma diminuição da metionina e da síntese de ADN. Mesmo com uma exposição curta, podem ser observadas alterações megaloblásticas nas análises ao sangue. Nos consultórios dentários, onde os trabalhadores podem estar cronicamente expostos ao óxido nitroso, podem ser observados outros efeitos deletérios, incluindo danos neurológicos. O óxido nitroso é emetogénico. Pode também provocar a expansão de gases em espaços fechados, pelo que não deve ser utilizado em doentes com pneumotórax, em doentes que tenham mergulhado recentemente e em doentes que tenham sido submetidos recentemente a operações ao ouvido, distensão abdominal grave ou cirurgia pós-vitreorretiniana.

Intravenosa

As considerações e os riscos da sedação intravenosa foram amplamente descritos nas secções anteriores. No entanto, nas mãos de profissionais bem treinados e com certas salvaguardas em termos de equipamento, localização e seleção de doentes, a sedação intravenosa é uma forma muito segura e elegante de proporcionar ansiólise, amnésia, hipnose e analgesia. Os fármacos mais utilizados são o midazolam (já referido), o fentanil (um opióide) e o propofol (um hipnótico).

Muitas vezes, o anestesista ou o sedacionista administra uma combinação dos três fármacos. O objetivo é obter *uma anestesia equilibrada.* Ao administrar uma pequena dose de cada tipo de fármaco, obtêm-se os efeitos positivos de cada fármaco sem os efeitos secundários.

Fentanil

O fentanil é um agonista opióide sintético que é aproximadamente 60-80 vezes mais potente do que a morfina e tem um início de ação mais rápido. Em doses baixas (<10 mcg/kg), tem uma curta duração de ação. O seu rápido início de ação e a sua compensação tornam-na muito titulável e uma escolha analgésica ideal como parte de um "cocktail de sedação". A sua semi-vida de eliminação é de 1,5-6 h. (Quadro 11.9)

Fentanyl dosage (intravenous) Adults	10–20 mcg boluses every 3–5 min. Maximum eight to ten doses. Effects will last 30–60 min
Fentanyl dosage (intravenous) Children	0.1 mcg/kg boluses every 3–5 min. Maximum eight to ten doses

Tabela 11.9Dosagem de fentanil

Propofol

O propofol (2,6-diisopropilfenol) é o agente anestésico intravenoso mais frequentemente utilizado para a indução e manutenção da anestesia em todo o mundo. Infelizmente, tornou-se infame após a morte do popular cantor e compositor Michael Jackson. Em doses baixas, e em mãos treinadas, pode ser utilizado como sedativo, embora este nunca tenha sido o seu objetivo principal. O propofol deve ser utilizado com precaução, uma vez que pode causar rapidamente instabilidade cardiovascular, especialmente em idosos ou doentes, e pode também provocar rapidamente apneia e perda dos reflexos das vias respiratórias (mesmo em doses sedativas). É apresentado como uma solução a 1% numa emulsão branca de óleo de soja e lecitina de ovo. Como tal, o propofol não deve ser administrado a pessoas com alergia à soja. A alergia ao ovo geralmente não constitui um problema, uma vez que a lecitina é derivada da gema, enquanto o principal componente antigénico do ovo é a albumina. No entanto, há que ter cuidado.

As suas vantagens são o rápido início de ação e menor efeito de "ressaca", as propriedades antieméticas e alguma ansiólise. As suas desvantagens incluem a dor durante a injeção, as questões de segurança já referidas e o potencial de abuso. (Quadro 11.10)

Propofol dosage (for sedation) adults	10–30 mg boluses or 1–3 mg/kg/h infusion titrated to effect

Tabela 11.10Dose de propofol

11.9 CORTICOSTERÓIDES

O papel principal dos esteróides parece ser a regulação do sistema imunitário, e a utilização de esteróides locais ou sistémicos em endodontia destina-se principalmente a reduzir a inflamação e a dor. O Ledermix é um medicamento intra-canal comum que contém uma combinação de esteroide e antibiótico que tem sido recomendado para uso em endodontia. A formulação contém 1 % de triamcinolona e 3 % de demeclociclina, que são capazes de se difundir através dos túbulos dentinários e do cemento para atingir os tecidos periodontais e periapicais. A utilização de esteróides intra-canal ou de um composto corticosteroide-antibiótico demonstrou reduzir a dor pós-tratamento.

Vários estudos tentaram também avaliar o efeito das injecções de corticosteróides, quer localmente quer sistemicamente, na dor pós-tratamento endodôntico, utilizando vias intra-dentárias (intra-ósseas, intra-igamentares), orais ou parenterais. A administração sistémica de esteróides foi comunicada através de estudos prospectivos, duplamente cegos e controlados por placebo, que relatam uma redução significativa da dor pós-operatória. No entanto, os clínicos devem estar cientes de que, embora os corticosteróides sejam benéficos na redução da inflamação, também são capazes de suprimir a resposta imunitária, o que conduz a um efeito global prejudicial para a saúde e o bem-estar do doente. Por este motivo, a utilização rotineira de esteróides sistémicos não é recomendada para o tratamento de canais radiculares.

A utilização de corticosteróides orais pode ser benéfica em casos de acidentes inadvertidos com hipoclorito para atenuar a resposta inflamatória imediata. A dexametasona, disponível em comprimidos de 4 mg, pode ser recomendada com um regime de dosagem oral habitual de uma dose de carga de 8 mg, seguida de 4 mg de 8 em 8 horas durante 2-3 dias. Se o doente for internado no hospital, é preferível a via parental. [199^217]

12. RESUMO

O desafio na avaliação do estado da polpa dentária é complicado, uma vez que nenhuma técnica de teste de diagnóstico da polpa pode diagnosticar de forma fiável todas as condições da polpa. Uma avaliação da história do doente relativamente ao dente problemático, um exame clínico cuidadoso incluindo testes de diagnóstico e radiografias adequadas permitirão ao médico chegar ao melhor diagnóstico provável. Os exames radiográficos constituem sempre a espinha dorsal de um trabalho de diagnóstico que confirma os sinais e sintomas clínicos.

Os pacientes podem apresentar dor de origem odontogénica ou não odontogénica. O dilema que o clínico enfrenta é o de encontrar a origem correta desta dor, para que um tratamento eficaz proporcione alívio. A melhor forma de gerir a dor orofacial é através de uma abordagem multidisciplinar. Para realizar um tratamento endodôntico adequado, um diagnóstico completo deve incluir um diagnóstico pulpar e peri-apical para cada dente avaliado. As lesões peri-radiculares mais comuns dos maxilares são lesões inflamatórias causadas por infeção da polpa dentária. A necessidade de diferenciação só pode ser baseada numa anamnese cuidadosa, sinais e sintomas clínicos e testes de sensibilidade pulpar equívocos, seguidos do início do tratamento não cirúrgico do canal radicular para fazer pender a balança a favor da cura.

Um planeamento correto do tratamento implica determinar se o dente em questão é restaurável e periodontalmente sólido, se o paciente é capaz de tolerar o tratamento proposto e se o médico tem as competências necessárias para efetuar o tratamento necessário.

Os antibióticos são prescritos pelos dentistas por rotina para o tratamento e prevenção de infecções. As indicações para a utilização de antibióticos sistémicos em endodontia são limitadas, uma vez que a maioria das infecções endodônticas polimicrobianas intra-canal são melhor tratadas com tratamentos endodônticos não cirúrgicos. A prescrição excessiva deve ser evitada à luz da crescente resistência aos antibióticos e do risco de hipersensibilidade aos medicamentos nos casos em que os antibióticos não se justificam. A dor endodôntica será de origem inflamatória e os medicamentos anti-inflamatórios não esteróides são a escolha preferida para o seu alívio.

13. CONCLUSÃO

O objetivo final de cada paciente é trazer a sua boca para um estado de saúde e mantê-la a longo prazo. Isto começa com a educação do paciente sobre os seus problemas, as suas etiologias, o tratamento e a profilaxia. Um plano de tratamento corretamente concebido é fundamental para atingir este objetivo. Um plano de tratamento eficaz só pode ser modulado após um exame minucioso, um diagnóstico e um prognóstico corretos e a consideração das necessidades e desejos dos doentes. À medida que o diagnóstico e o prognóstico se alteram com o tratamento, as necessidades terapêuticas do doente também podem mudar. O plano de tratamento pode ser alterado em conformidade.

O desafio de avaliar o estado da polpa dentária é complicado, uma vez que nenhuma técnica única de teste de diagnóstico da polpa pode diagnosticar de forma fiável todas as condições da polpa. Uma avaliação da história do doente relativamente ao dente problemático, um exame clínico cuidadoso incluindo testes de diagnóstico e radiografias adequadas permitirão ao médico chegar ao melhor diagnóstico provável. Os exames radiográficos constituem sempre a espinha dorsal de um trabalho de diagnóstico que confirma os sinais e sintomas clínicos.

Os pacientes podem apresentar dor de origem odontogénica ou não odontogénica. O dilema que o clínico enfrenta é o de encontrar a origem correta desta dor, para que um tratamento eficaz proporcione alívio. A melhor forma de tratar a dor orofacial é através de uma abordagem multidisciplinar. Para realizar um tratamento endodôntico adequado, um diagnóstico completo deve incluir um diagnóstico pulpar e peri-apical para cada dente avaliado. As lesões peri-radiculares mais comuns dos maxilares são lesões inflamatórias causadas por infeção da polpa dentária. A necessidade de diferenciação só pode ser baseada numa anamnese cuidadosa, sinais e sintomas clínicos e testes de sensibilidade pulpar equívocos, seguidos do início do tratamento não cirúrgico do canal radicular para fazer pender a balança a favor da cura.

Um planeamento correto do tratamento implica determinar se o dente em questão é restaurável e periodontalmente sólido, se o paciente é capaz de tolerar o tratamento proposto e se o médico tem as competências necessárias para efetuar o tratamento necessário.

Os antibióticos são prescritos pelos dentistas por rotina para o tratamento e prevenção de infecções. As indicações para a utilização de antibióticos sistémicos em endodontia são limitadas, uma vez que a maioria das infecções endodônticas polimicrobianas intra-canal são melhor tratadas através de tratamentos endodônticos não cirúrgicos. A prescrição excessiva deve ser evitada à luz da crescente resistência aos antibióticos e do risco de hipersensibilidade aos medicamentos nos casos em que os antibióticos não se justificam. A dor endodôntica será de origem inflamatória e os medicamentos anti-inflamatórios não esteróides são a escolha preferida para o seu alívio.

14. REFERÊNCIAS

1. Chambers IG. O papel e os métodos dos testes pulpares no diagnóstico oral: uma revisão. *Jornal Internacional de Endodontia.* 1982;15(3):l-5.
2. Rowe AHR, Pitt-Ford TR. A avaliação da vitalidade pulpar. *Jornal Internacional de Endodontia.* 1990;23(2):77-83.
3. Linn J, Trantor I, Teo N, Thanigaivel R, Goss AN. O diagnóstico diferencial da dor de dentes de outras dores orofaciais na prática clínica. *Australian Dental Journal.* 2007Mar;52(l Suppl):S100-104.
4. Setzer FC, Lee SM. Radiologia em Endodontia. *Clínicas dentárias da América do Norte.* 2021 Jul;65(3):475-486.
5. Karamifar K, Tondari A, Saghiri MA. Lesão periapical endodôntica: An Overview on the Etiology, Diagnosis and Current Treatment Modalities. *EuropeanEndodonticJournal.* 2020Jul 14;5(2):54-67.
6. Carrotte P. Endodontia: parte 2 diagnóstico e planejamento do tratamento. *Revista Brasileira de Odontologia.* 2004;197(5):231-238.
7. Yeng T, Messer HH, Parashos P. Planeamento do tratamento do caso endodôntico. *AustralianDentalJournal.* 2007;52 Suppl 1: S32-37.
8. Rowe AHR, Pitt-Ford TR. Nagle D, Reader A, Beck M, Weaver J. Effect of systemic penicillin on pain in untreated irreversible pulpitis. *Oral Surgery Oral Medicine OralPathology OralRadiologyandEndodontics.* 2000;90(5):636-640.
9. Bender IB, Landau MA, Fonsecca S, Trowbridge HO. O local ideal de colocação do elétrodo no teste da polpa eléctrica de 12 dentes anteriores. *Journal of American Dental Association.* 1989;118(3):130
10. Peters LB, Wesselink PR, Buijs JF, van Winklehoff AJ. Bactérias viáveis nos túbulos dentinários radiculares de dentes com periodontite apical. *Journal of Endodontics.* 2001;27(4):76-81.
11. Hauman CHJ, Chandler NP, Tong DC. Endodontic implications of the maxillary sinus: areview. *InternationaljournalEndodontics.* 2002;35(6):127-141.

12. Tronstad L, Sunde PT. O novo entendimento evolutivo das infecções endodônticas. *Endodontic Topics.* 2003;6(3):57-77.

13. Grondahl HG, Huumonen S. Manifestações radiográficas de lesões inflamatórias peri-apicais. *Tópicos de Endodontia.* 2004;8(l):55-67.

14. Maupome G, Pretty IA. A closer look at diagnosis in the clinical dental practice: part 4 effectiveness of non-radiographic diagnostic procedures and devices used in dental practice. *Journal of CanadianDentalAssociation.* 2004;70(7):470-474.

15. Kruse C, Spin-Neto R, Reibel J, Wenzel A, Kirkevang LL. Validade diagnóstica da radiografia periapical e da TCFC para avaliar lesões periapicais que persistem após a cirurgia endodôntica. *DentomaxillofacialRadiology.* 2017 Oct;46(7):20170210

16. Cotton TP, Geisler TM, Holden DT. Endodontic applications of cone-beam volumetric tomography (Aplicações endodônticas da tomografia volumétrica de feixe cónico). *Journal OfEndodontics.* 2007;33(2):1121-1132.

17. Giardino L, Ambu E, Savoldi E, Rimondini R, Cassanelli C, Debbia EA. Avaliação comparativa da eficácia antimicrobiana do hipoclorito de sódio, MTAD e Tetraclean contra o biofilme de Enterococcus faecalis. *Journal of Endodontics.* 2007;33(7):852-855.

18. Linn J Thanigaivel R e Goss AN. Actinomicose periapical. *Journal of Endodontics.* 2007;10(3):567-570.

19. Van der Stelt PF. Melhor imagem - as vantagens da radiografia digital. *Jornal da Associação Dentária Americana.* 2008;139 suppl 3:7S-13.

20. Lin J, Chandler NP. Teste elétrico da polpa: uma revisão. *International Endodontic Journal.* 2008;41(5):365-374.

21. De Vos W, Casselman J, Swennen GRJ. Imagens de tomografia computorizada de feixe cónico (CBCT) da região oral e maxilofacial: uma revisão sistemática da literatura. *Jornal Internacional de Cirurgia Oral e Maxilofacial.* 2009;38(6):609-625.

22. Mohammadi Z, Abbott PV. Sobre as aplicações locais de antibióticos e

agentes à base de antibióticos em endodontia e traumatologia dentária. *International Endodontic Journal.* 2009;42(l):555-567.

23. NixdorfDR, Moana-Filho EJ, Law AS, Mcguire LA, Hodges JS, John MT. Frequência de dor não-odontogénica após terapia endodôntica: uma revisão sistemática e meta-análise. *Journal OfEndodontics.* 2010;36(3):1494-1498.
24. Zakrzewska JM, Coakham HB. Descompressão microvascular para a nevralgia do trigémeo: atualização. *CurrentopinionNeurology.* 2012;25(3):296-301.
25. Mota de Almeida FJ, Knutsson K, Flygare L. O efeito da TC de feixe cónico (CBCT) na tomada de decisões terapêuticas em endodontia. *Dentomaxillofacial Radiology* 2014;43(4):l-8.
26. Nestor Cohenca, Shemesh H, Roig M, Lemberg K. Tomografia computadorizada de feixe cônico em endodontia - uma revisão. *International Endodontic Journal.* 2015;48(l):3-15.
27. Mohammadi Z, Asgary S, Shalavi S, V Abbott P. A Clinical Update on the Different Methods to Decrease the Occurrence of Missed Root Canals. *Iranian Endodontic Journal.* verão de 2016;ll(3):208-213.
28. Spyros Floratos e Maria-Elpida Miltiadous. Uma atualização clínica sobre os diferentes métodos para diminuir a ocorrência de canais radiculares perdidos. *Iranian Endodontic Journal.* verão de 2016;ll(3):208-213.
29. Patel, Shanon, Robert Kelly, e Tiago Pimentel. "O uso da tomografia computadorizada de feixe cônico em endodontia". *Endodontic Advances and EvidenceBased Clinical Guidelines* 2022;20(2):719-733.
30. Karamifar K, Tondari A, Saghiri MA. Lesão periapical endodôntica: An Overview on the Etiology, Diagnosis and Current Treatment Modalities. *EuropianEndodonticJournal.* 2020 Jul 14;5(2):54-67.
31. Kasra Karamifar, Afsoon Tondari e Mohammad Ali Saghiri. Uma visão geral do tratamento endodôntico não cirúrgico e cirúrgico *European Endodontic Journal,* 14 de julho de 2020, 5(2):54-67.
32. Setzer, F. C., & Lee, S. M.. Radiologia em endodontia. *Dental Clinics,* 2021;d5(3):475-486.

33. Sanaa Bassam,Rima El-Ahmar,Sara Salloum and Sara Ayoub(2021) An Overview on the Etiology, Diagnosis and Current Treatment Modalities. *EuropianEndodonticJournal.* 2021 Jul 14;5(2):54-67.
34. Sérgio André Quaresma,Rui Pereira da Costa andlgor Bassi Ferreira Petean (2022). Avanços recentes em dispositivos de teste de polpa. *Indian Journal OfForensicMedicine &* Tbxzco/ogy.2022;74(4):6049-6059.
35. Kuntal Sureshrao Wagh₃ Manjusha M Warhadpande e Darshan M Dakshindas.An Overview on the Etiology, Diagnosis and Current Treatment Modalities. *EuropianEndodonticJournal.* 2020 Jul 14;5(2):54-67.
36. Ahter §anal Çikman, Taha Emre Kose, Dilara Nil Günaçar, Erhan Çene e Banu Arıcıoglu(2022) Bactérias viáveis em túbulos dentinários radiculares de dentes com periodontite apical. *Journal OfEndodontics.* 2022;27(2):76-81.
37. Andreea Igna₃ Doina Mircioagă,Marius Boariu e Stefan-Ioan Stratul(2022) Clinical signs and symptoms in pulp disease. *Revista Internacional de Endodontia.* 2022;13(2): 27-35.
38. Zivile Grabliauskiene, Roberta Zamaliauskiene e Greta Lodiene(2021). Sinais e sintomas clínicos na doença pulpar. *Revista Internacional de Endodontia.* 2021;13(l): 27-35.
39. Grossman's endodontic practice 14th edition.2006
40. Louis H.Berman,Kenneth M.Cohen pathways of the pulp,12th edition2009
41. Dummer PMH, Hicks R, Huws D. Sinais e sintomas clínicos nas doenças da polpa. *International Endodontic Journal.* 1980;13(3):27-35.
42. Kakehashi S, Stanley HR, Fitzgerald RJ. The effects of surgical exposures of dental pulps in germ-free andconventional laboratory rats. *Oral Surgery Oral Medicine Oral Pathology.* 1965;20(2):340-349.
43. A avaliação da vitalidade pulpar. *Jornal Internacional de Endodontia.* 1990;23(2):77-83.
44. Pitt-Ford TR, Patel S. Equipamento técnico para a avaliação do estado da polpa dentária. *Tópicos de Endodontia.* 2004;7(l):2-13.
45. Pretty IA, Maupome G. A closer look at diagnosis in the clinical dental

practice: part I reliability, validity, specificity and sensitivity of diagnostic procedures. *Jornal da Associação Dentária Canadiana.* 2004;70(4):251-255.

46. Pretty IA, Maupome G. A closer look at diagnosis in the clinical dental practice: part 2 using predictive values and receiver operating characteristics in assessing diagnostic accuracy. *Journal CanadianDentalAssociation.* 2004;70(5):313-316.
47. Pretty IA, Maupome G. A closer look at diagnosis in the clinical dental practice: part 3 effectiveness of radiographic diagnostic procedures. *Jornal da Associação Dentária Canadiana.* 2004;70(6):388-394.
48. Pretty IA, Maupome G. A closer look at diagnosis in the clinical dental practice: part 5 emerging technologies for caries detection and diagnosis. *Jornal da Associação Dentária Canadiana.* 2004;70(8):540(a-i).
49. Pretty IA, Addy L, Maupome G. A closer look at diagnosis in the clinical dental practice: part 6 emerging technologies for caries detection and diagnosis of noncaries dental problems. *Jornal da Associação Dentária Canadiana.* 2004;70(9):621- 626.
50. Schnettler JM, Wallace JA. A oximetria de pulso como ferramenta de diagnóstico da vitalidade pulpar. *Journal OfEndodontics.* 1991;17(l):488-490.
51. Ingolfsson AER, Tronstad L, Hersh EV, Riva CE. Efficacy of laser Doppler flowmetry in determining pulp vitality of human teeth. *Endodontics Dental Traumatolgy Journal.* 1994;10(2):83-87.
52. Fan K. Exame extra-oral do paciente dentário. *Revista Dental Primária.* 2020 Mar;9(l):21-26.
53. Carotte P. Endodontia: parte 2 diagnóstico e planejamento do tratamento. *Revista Brasileira de Odontologia.* 2004;197(5):231-238.
54. Walton RE, Torabinejad M. Principles and practice of endodontics (Princípios e prática da endodontia). 3ª ed. PhiladelphiaZLondon: Saunders;2002.
55. Ingram TA, Peters DD. Avaliação dos efeitos do dióxido de carbono

utilizado como teste pulpar. Parte 2. Efeito in vivo no esmalte canino e nos tecidos pulpares. *Journal of Endodontics .1983',9(2):296-3Q3.*

56. Ehrmann EH. Testadores de polpa e testes de polpa com especial referência à utilização de gelo seco. *Australian Dental Journal.* 1979;22(l):272-279.

57. Pantera EA, Anderson RW, Pantera CT. Fiabilidade do teste elétrico da polpa após teste pulpar com diclorofluorometano. *Journal of Endodontics.* 1993;19(6):312-314.

58. Mumford JM. Avaliação da guta-percha e do cloreto de etila em testes pulpares. *Revista Brasileira de Odontologia.* 1964;116(l):338-343.

59. Lin J, Chandler NP. Teste elétrico da polpa: uma revisão. *International Endodontic Journal.* 2008;41(5):365-374.

60. Akansha Kishenl, Anjaneyulu2, N. P. Muralidharan3 (2020). Avanços recentes em dispositivos de teste de polpa. *Indian Journal of Forensic Medicine & Toxicology2Q2Q;.14(4):* 6049-6059.

61. Zakrzewska JM, Hamlyn PJ. Epidemiologia da dor: dor facial. Seattle: IASP Press; 1999.

62. Macfarlane TV, Glenny A-M, Worthington HV.Revisão sistemática de estudos epidemiológicos de base populacional sobre Dor Orofacial. *Journal of Dentistry.* 2001;29(l):451-467.

63. Macfarlane TV, Blinkhom AS, Craven R, Zakrzewsk, JM, Aitkin P, Escudier MP, Rooney CA, Aggarwal V, Macfralane GJ. É possível prever a provável síndrome de dor orofacial específica a partir de um questionário auto-preenchido? Pain. 2004;ll(l):270- 277.

64. Byers MR. Plasticidade dinâmica da estrutura e citoquímica do nervo sensorial dentário. Arch *OralBiology.* 1994; 39(Suppl):13S-21.

65. Brannstom M. Um mecanismo hidrodinâmico na transmissão de estímulos dolorosos através da dentina. In: Anderson DJ, editor. Sensory mechanisms in dentine (Mecanismos sensoriais na dentina). Oxford: PergamonPress; 1963. p. 73-79.

66. Seltzer S, Bender IB, Zionitz M. A dinâmica da inflamação pulpar:

correlação entre dados de diagnóstico e achados histológicos reais na polpa. *Oral Surgery OralMedicine OralPathology*. 1963;16(l):973-977.

67. Trope M, Sigurdsson A. Manifestações clínicas e diagnóstico. In: Orstavik D, Pitt Ford TR, editores. Essential endodontology: prevention and treatment of apical periodontitis. Oxford: Blackwell Sciences;1988. p. 157-178.
68. Addy M, Mostafa P, Absi EG, Adams D. Hipersensibilidade da dentina cervical. Etiologia e tratamento, com especial referência aos dentífricos. In: Rowe NH, editor. Actas do simpósio sobre dentina hipersensível: origem e tratamento. Ann Arbor: Universidade de Michigan; 1985. p. 147-167.
69. Bender IB. Púlpitos dolorosos reversíveis e irreversíveis: diagnóstico e tratamento. *Australian Endodontic Journal*. 2000;26(l):10-14.
70. Sandkuhler J. Models and mechanisms Ofhyperalgesia and allodynia. Physiology Review. 2009;89(l):707-758.
71. Woolf CJ. Sensibilização central: implicações para o diagnóstico e tratamento da dor. *InternationalAssociationStudyofPain*. 2011;152(l): S2-15.
72. Balasubramaniam R, Turner LN, Fischer D, Klasser G, Okeson JP. A dor de dentes não odontogénica revisitada. *Jornal Aberto de Estomatologia*. 2011;l(l):92- 102.
73. Vickers ER, Zakrzewska JM. Causas dentárias da dor orofacial. Em: Zakrzewska JM, editor. Orofacial pain. Oxford: OxfordUniversity Press; 2009. p. 69-81.
74. Drangsholt M, LeResche L. Dor na desordem temporomandibular. In: Crombie I, Linton SJ, LeResche L, von Korff M, editores. Epidemiology of pain (Epidemiologia da dor). Seattle: IASPPress; 1999. p. 203-233.
75. Guo C, Shi Z, Revington P. Artrocentese e lavagem para o tratamento de distúrbios da articulação temporomandibular. *Revisão do Sistema de Base de Dados Cochrane*. 2009;(4):CD004973.
76. Law AS, Lilly JP. Neuralgia do trigémeo a imitar dor odontogénica. Relato de dois casos. *Oral Surgery Oral Medicine Oral Pathology Oral Radiology*

and Endodontics. 1995;80(2):96-100.

77. List A, Feinmann C. Dor facial idiopática persistente (dor facial atípica). In: Zakrzewska JM, editor. Orofacial pain. Oxford: Oxford University Press; 2009.
78. Zakrzewska JM. Multidimensionalidade da dor crónica da cavidade oral e da face. *Journal of Headache Pain.* 2013;14(3):37.
79. Southwood LL. O desafio do diagnóstico de doenças raras: o diagnóstico "zebra". Equine VetEducation.2014;26(2):559-560.
80. Rontgen WK. Sobre um novo tipo de raios. Nature. 1896;53(4):274-276.
81. Patel S, Dawood A, Whaites E, Pitt Ford T. Novas dimensões na imagiologia endodôntica: parte 1. Sistemas radiográficos convencionais e alternativos...*International Endodontic Journal.* 2009;42(6):447-462.
82. Velvart P, Hecker H, Tillinger G. Deteção da lesão apical e do canal mandibular em radiografia convencional e tomografia computorizada. *Oral Surgery Oral Medicine Oral Pathology Oral Radiology and Endodontics.* 2001;92(3):682-688.
83. Cohenca N, Shemesh H. Aplicações clínicas da tomografia computorizada de feixe cónico em endodontia: Uma revisão abrangente. Quintessence International. 2015 Sep;46(8):657-668.
84. Forsberg J, Halse A. Simulação radiográfica de uma lesão periapical comparando as técnicas de ângulo paralelo e bissectante. *Revista Internacional de Endodontia.* 1994;27(1):133-138.
85. Ministério da Saúde, 2001. Guidance notes for dental practitioners on the safe use of x-ray equipment (Notas de orientação para médicos dentistas sobre a utilização segura de equipamento de raios X), Chilton, Didcot: National Radiological Protection Board 2001: Serviços de informação.
86. Conselho de Assuntos Científicos da Associação Dentária Americana. Atualização e recomendações sobre a utilização de radiografias dentárias. *Jornal da Associação Dentária Americana.* 2006;137(9):1304-1312.
87. Berkhout WER, Sanderink GCH, Van der Stelt PF. A comparison of digital and film radiography in Dutch dental practices assessed by questionnaire.

DentomaxillofacialRadiology. 2002;31(2):93-99.

88. Arora A, Patil BA, Sodhi A. Validade do método de deslocamento vertical do tubo na determinação da relação entre as raízes dos terceiros molares inferiores e o canal do nervo alveolar inferior. *Jornal da Associação Coreana de Cirurgia Oral Maxilofacial*. 2015 Apr;41(2):66-73.
89. Parks ET, Williamson GF. Radiografia digital: Uma visão geral. *Journal of ContemporaryDentalPractice* 2002 novembro;(3) 4:023-0332.
90. Orstavik D. Time-course and risk analyses of the development and healing of chronic apical periodontitis in man. *Jornal Internacional de Endodontia*. 1996;29(3):150-155.
91. Reit C, Grondahl HG, Engstrom B. Endodontic treatment decisions: a study of the clinical decision- making process. *Endodontic Dental Traumatology*. 1985;l(3):102-107.
92. Ludlow JB, Davies-Ludlow LE, White SC. Risco do paciente relacionado com exames radiográficos dentários comuns,√owr^α/ *da American Dental Association*. 2008;139(9):1237-1243.
93. Cotti E, Campisi G, Garau V, Puddu G. Uma nova técnica para o estudo de lesões ósseas periapicais: imagens de ultrassom em tempo real. *International Endodontic Journal*. 2002;35(2):148-152.
94. McGiffTJ, Danforth RA, Herschaft EE. Maintaining radiation exposures as low as reasonably achievable (ALARA) for dental personnel operating portable handheldx-ray equipment. *HealthPhysics*. 2014;103(2 Suppl 2): S179-185.
95. Baume LJ. A biologia da polpa e da dentina. In: Myers HM, editor. Monografias em ciência oral. Basel: Karger; 1980.
96. Pashley DH. Dinâmica do complexo pulpo-dentinário. *Revisão Crítica de Biologia Oral e Medicina*. 1996;7(l):104-133.
97. Fabricius L, Dahlén G, Ohman A, Moller AJR. Bactérias orais autóctones predominantes isoladas de canais radiculares infectados após vários períodos de encerramento. *ScandinavianJournal OfDentalResearch*.

1982;90(2):134-144.

98. Rickert U, Dixon CM. O controlo da cirurgia radicular. *Congresso Internacional de Medicina Dentária* (8º). 1931; (SupplementlllA):15.

99. Sundqvist G. Ecologia da flora do canal radicular. *Jornal de Endodontia.* 1992;18(2):427-430.

100. Amor RM. Penetração bacteriana no canal radicular de dentes incisivos intactos após uma lesão traumática simulada. *Endodontia e Traumatologia Dentária.* 1996;12(2):289- 93.

101. Schroeder HE, Scherle WF. A junção cimento-esmalte - revisitada. *Jornal de Pesquisa Periodontal.* 1988;23(2):53-59.

102. Shovelton D. A presença e distribuição de microrganismos em dentes não vitais. *Revista Brasileira de Odontologia.* 1964;117(3):101-107.

103. Thilo BE, Baehni P, Holz J. Observação em campo escuro da distribuição bacteriana nos canais radiculares após necrose pulpar. *Jornal de Endodontia.* 1986;12(3):202- 205.

104. Nair PNR. Light and electron microscopic studies of root canal flora and periapicallesions. *JournalofEndodontics.* 1987;13(3):29-39.

105. Molven O, Olsen I, Kerekes K. Microscopia eletrónica de varrimento de bactérias na parte apical dos canais radiculares em dentes permanentes com lesões periapicais. *Endodontia e Traumatologia Dentária.* 1991;7(3):226-229.

106. Haapasalo M, Orstavik D. Infeção e desinfeção in vitro dos túbulos dentinários. *JournalofDentalResearch.* 1987;6(3)6:1375-1379.

107. Love RM, McMillan MD, Jenkinson HF. A invasão dos túbulos dentinários por estreptococos orais está associada ao reconhecimento do colagénio mediado pela família de polipéptidos antigénio I/II. *InfectionImmunology.* 1997;65(2):5157-5164.

108. Dahldn G. Microbiologia das infecções endodônticas. In: Slots J, Taubman MA, editores. *Contemporary oral microbiology and immunology,* vol. 24. St. Louis: CVMosby Co; 1992. p. 444-475.

109. Fabricius L, Dahlén G, Holm S, Moller A. Influência de combinações de

bactérias orais nos tecidos periapicais de macacos. *Scandinavian Journal of Dental Research.* 1982;90(2):200-206.

110. Van Winklehoff A, van Steenbergen M, de Graaff J. Porphyromonas (bacteroides) endodontalis: o seu papel nas infecções endodônticas. *Jornal de Endodontia.* 1992;18(2):432-434.

111. Zerr M, Cox C, Johnson W, Drake DR. Effect of red blood cells on the growth of Porphyromonas endodon- talis and microbial community development. *Oral Microbiology and Immunology.* 1998;13(2):106-112.

112. Stashenko P, Teles R, D' Souza R. Respostas inflamatórias periapicais e sua modulação. *Critical Review of Oral Biology andMedicine .1993',9(3):49S-521.*

113. Wilson M. Susceptibility of oral bacterial biofilms to antimicrobial agents. *JournalofMedicineandMicrobiology.* 1996;44(2): 79-87.

114. Marsh PD, Bradshaw DJ. Physiological approaches to the control of oral biofilms (Abordagens fisiológicas para o controlo de biofilmes orais). *Investigação Dentária Avançada.* 1997;11(4):176-185.

115. Nyvar B, Kilian M. Microbiologia da colonização precoce do esmalte humano e das superfícies radiculares in vivo. *Jornal Escandinavo de Investigação Dentária.* 1987;95(3):369-380.

116. Svensater G, Bergenholtz G. Biofilmes em infecções endodônticas. *Endodontic Topics.* 2004;9(2):27-36.

117. Patel B, Pratten J, Morden N, Gulabivala K. Desenvolvimento de um modelo ex vivo para o estudo da infeção microbiana em dentes humanos. *Jornal Internacional de Endodontia.* 2007;5(3):405.

118. Siqueira Jr JF, Rôças IN. Explorando métodos moleculares para explorar infecções endodônticas: parte 2 - redefinindo a microbiota endodôntica. *Journal of Endodontics.* 2005;31(2):488-498.

119. Sabeti M, Kermani V, Sabeti S, Simon JH. Significância do citomegalovírus humano e do vírus Epstein-Barr na indução da expressão de citocinas em lesões peri-apicais. *Journal ofEndodontics.* 2012;38(l):47-50

120. Waltimo TMT, Haapasalo M, Zehnder M, Meyer J. Aspectos clínicos relacionados com as infecções endodônticas por leveduras. *Endodontic Topics.* 2004;9(3):66-78.

121. Nair PNR. Sobre as causas da periodontite apical persistente: uma revisão. *InternationalEndodonticJournal.* 2006;39(4): 249-281.

122. Ingle J, Bakland L. Ingle's endodontics. 6ª ed. Hamilton: BC Decker; 2009.

123. Torabinejad M, Walton R. Endodontic principles and practice. 4ª ed. São Luís: SaundersZElsevier; 2009.

124. Cohen S, Hargreaves K. Pathways of the pulp (Vias da polpa). 9th ed. St. Louis: Mosby; 2006.

125. Gutmann JL, Dumsha TC, Lovdahl P, et al. Resolução de problemas em endodontia. 4a ed. StLouis: Mosby; 2004.

126. Wiene F. Terapia endodôntica. 6ª ed. São Luís: Mosby; 2004.

127. Bergenholtz G, Horsted-Bendslev P, Reit C. Textbook of endodontology. Londres: Blackwell Munksgaard; 2003.

128. Whitworth JM. Rational root canal treatment in practice - quintessentials series. 2nd ed. Londres: Quintessence publishing Co Ltd; 2002.

129. Dummer PM, Hicks R, Huws D. Sinais e sintomas clínicos na doença pulpar. *InternatonalEndodonticJournal.* 1980;13(3): 27-35.

130. Jafarzadeh H, Abbott PV. Revisão dos testes de sensibilidade da polpa. Parte I: informações gerais e testes térmicos. *Revista Internacional de Endodontia.* 2010;43(3):738-762.

131. Jafarzadeh H, Abbott PV. Revisão dos testes de sensibilidade pulpar. Parte II: testes de polpa eléctrica e cavidades de teste. *InternationalEndodontic Journal.2010',43:945-95S.*

132. Glickman GN, Mickel AK, Levin LG, Fouad AF, Johnson WT. Glossário de termos endodônticos. 7ª ed. *CCic,&go:AmericanAssociationofEndodontists',* 2003.

133. Conselho Americano de Endodontia. Terminologia de diagnóstico pulpar e periapical. Chicago: *AmericanAssociation ofEndodontics* \ 2007.

134.Abbott PV, Yu C. Uma classificação clínica do estado da polpa e do sistema de canais radiculares. *AustralianDentalJournal.* 2007;52(Suppl):S17-31.

135.Abbott PV. Classificação, diagnóstico e manifestações clínicas da periodontite apical. *Tópicos em Endodontia.* 2004;8(3):36-54.

136.Shear M, Speight P. Radicular cyst and residual cyst, in cysts of the oral and maxillofacial regions. 4th ed. Oxford: Blackwell Munksgaard; 2008. p. 123-142.

137.Nair PNR, Pajaróla G, Schroeder HE. Tipos e incidência de lesões peri-apicais humanas obtidas com dentes extraídos. *Oral Surgery Oral Medicine Oral Pathology.* 1996;81:93-102.

138.Nair PNR, Sjogren U, Figdor D, Sundqvist G. Persistant peri-apical radiolucencies of root-filled human teeth, failed endodontic treatments, and periapical scars. *Oral Surgery Oral Medicine Oral Pathology Oral Radiology Endodontic.* 1999;87(4):617-627.

139.Peters E, Lau M. Histopathologic examination to con firm diagnosis of periapical lesions: a review. *Jornal da Associação Dentária Canadiana.* 2003;69(9):598-600.

140.Mortensen H, Winther JE, Bien H. Granulomas e quistos periapicais. Uma investigação de 1600 casos. *Scandinavian Journal of Dental Research.* 1970;78(4):241-250.

141.High AS, Hirschmann PN. Quistos radiculares residuais sintomáticos. *Journal of Oral Pathology.* 1988;17(4):70-72.

142. Patterson SS. Terapia endodôntica: uso de um tubo de polietileno e stint para drenagem. *Journal OfAmerican Dental* H55oczariow.l964;69(4):710-714.

143. Koivisto T, Bowles WR, Rohrer M. Frequência e distribuição de lesões radiolúcidas dos maxilares: uma análise retrospetiva de 9.723 casos. *Journal of Endodontic.* 2012;36(6): 729-732.

144. Kuc I, Peters E, Pan J. Comparação do diagnóstico clínico e histológico em lesões periapicais. *Oral Surgery Oral Medicine Oral Pathology Oral Radiology and Endodontics.* 2000;89(3):333-337.

145. Dahlkemper P, Wolcott JF, Pringle GA, Hicks ML. Periapical giant cell granuloma: a potential endodonticmisdiagnosis. *Oral Surgery Oral Medicine Oral Pathology Oral Radiology and Endodontics.* 2000;90(6):739-745.

146. Hutchison IL, Hopper C, Coonar HS. Neoplasia disfarçada de infeção peri-apical. *Brazilian* DentalTowr^a/.1990;168(7):288-294.

147. Wilcox LR, Walton RE. Um caso de identidade trocada: displasia cementária peri-apical num dente tratado endodonticamente. *Endodontic Dental Traumatology.* 1989;5(6): 298-301.

148. Talacko AA, Radden BG. Granuloma de pulso oral: caraterísticas clínicas e histopatológicas. Uma revisão de 62 casos. *Jornal Internacional de Cirurgia Oral Maxilofacial.* 1988;17(6): 343-346.

149. Bueno MR, Carvalhosa D, Aburad A, De Souza Castro PH, Pereira KC, Borges FT, Estrela C. Condrossarcoma mesenquimal mimetizando periodontite apical. *Jornal de Endodontia.* 2008;34(ll):1415-1419.

150. Goldenberg AS. Os sintomas de um angiossarcoma que imita a dor pulpar. *Jornal de Endodontia.* 1983;9(2):65-70.

151. Carrotte P. Endodontia: parte 2 diagnóstico e planejamento do tratamento. *Revista Brasileira de Odontologia.* 2004;197(5):231-238.

152. Yeng T, Messer HH, Parashos P. Planeamento do tratamento do caso endodôntico. *AustralianDentalJournal.* 2007:52 Suppl l:S32-37.

153. Strindberg L. A dependência dos resultados da terapia pulpar em relação a determinados factores. Um estudo analítico baseado em exames radiográficos e clínicos de acompanhamento. *ActaOdontologyScand.* 1956;14 Suppl 21:1-175.

154. Ng YL, Mann V, Rahbaran S, Lewsey J, Gulabivala K. Outcome of primary root canal treat- ment: systematic review of the literature -part 1. Efeitos das caraterísticas do estudo na probabilidade de sucesso. *International Endodontic Joumal.2QQ7;4Q(3):921-939.*

155. Ng YL, Mann V, Gulabivala K. Um estudo prospetivo dos factores que afectam os resultados do tratamento поп-cirúrgico da raiz: parte 1: saúde

periapical. *InternationalEndodontic Journal.* 2011;44(2):583-609.

156. Del Fabbro M, Taschieri S, Testori T, Francetti L, Weinstein R. Retratamento endodôntico cirúrgico versus поп-cirúrgico para lesões perirradiculares. *Base de dados Cochrane SystemicReview.* 2007;(3):CD005511.

157. Guttmann JL. Endodontia cirúrgica: passado, presente e futuro. *Endodontic Topics.* 2014;30(2):29-43.

158. Gagliani MM, Gorni FGM, Strohmenger L. Periapical resurgery versus periapical surgery: a 5-year Iongitu- dinal comparison. *Internatinal Endodontic Jounal.* 2005;38(5):320-327.

159. Corbet EF. Diagnóstico oral e planeamento do tratamento: parte 3. Doença periodontal e avaliação de risco. *Revista Brasileira de Odontologia.* 2012;213(3):lll-121.

160. Rotstein I, Simon JHS. A lesão endo-perio: uma avaliação crítica da condição da doença. *Endodontic Topics.* 2006;13:34-56.

161. Mannocci F, Cowie J. Restauração de dentes tratados endodonticamente. *Revista Brasileira de Odontologia.* 2014;216(6):341-346.

162. Craddock HL, Youngson CC. Um estudo da incidência de sobreerupção e interferências oclusais em dentes posteriores não opostos. *Revista Brasileira de Odontologia.* 2004;196(2):341-348.

163. Lynch CD. Próteses parciais removíveis bem sucedidas. Atualização Dentária. 2012;39(2):118-126.

164. Iqbal MK, Kim S. Uma revisão dos factores que influenciam as decisões de planeamento do tratamento de implantes de um único dente versus a preservação de dentes naturais com endodonterapia não cirúrgica. *Journal of Endodontics.* 2008;34(5):519-529.

165. Atieh MA, Alsabeeha NH, Faggion Jr CM, Duncan WJ. A frequência das doenças periimplantares: uma revisão sistemática e meta-análise. *Journal of Periodontology.* 2013;84(ll):1586-1598.

166. Saunders WP. Planejamento do tratamento na interface endodontia-implante. *Brazilian Denial Journal.* 2014;216(6):325-330

167. Flemming A. Sobre a ação antibacteriana de culturas de um pénicillium, com especial referência à sua utilização no isolamento de B. Influenzae. *Revista Brasileira de Patologia Experimental.* 1929;10(2):226-236.

168. Howell L, editor. Fórum Económico Mundial. Global risks 2013, oitava edição: uma iniciativa da Rede de Resposta aos Riscos. 2013.

169. Coenen S, Michiels B, Renard D, Denekens J, Van Royen P. Prescrição de antibióticos para tosse aguda: o efeito da perceção da demanda do paciente. *Revista Brasileira de Clínica Geral.* 2006;56(524):183-190.

170. Rodriguez-Nunez A, Cisneros-Cabello R, Velasco-Ortega E, Llamas-Carreras JM, Torres-Lagares D, Segura-EgeaJJ. Uso de antibióticos por membros da Sociedade Espanhola de Endodontia. *Journal of Endodontics.* 2009;35(9):1198-1203.

171. Keenan JV, Farman AG, Fedorowicz Z, Newton JT. Uma revisão sistemática da Cochrane não encontrou evidências para apoiar o uso de antibióticos para alívio da dor em pulpite irreversível. *Journal of Endodontic.* 2006;32(2):87-92.

172. Abott PV, Hume WR, Pearman JW. Antibióticos e endodontia. *Australian Dental Journal.* 1990;35(3):50-60.

173. Segura-Egea JJ, Velasco-Ortega E, Torres-Lagares D, Velasco-Ponferrada MC, Monsalve-Guil L, Llamas-Carreras JM. Padrão de prescrição de antibióticos no tratamento de infecções endodônticas entre cirurgiões orais espanhóis. *InternationalEndodontic Journal.* 2010;43(2):342-350.

174. Tuffin JR. Angina de Ludwig: uma sequela invulgar da terapia endodôntica. *Revista Internacional de Endodontia.* 1989;22(3):142-147.

175. Lindeboom JAH, Frenken JWH, Valkenburg P, Van Den Akker HP. O papel da administração de antibióticos profilácticos pré-operatórios na cirurgia endodôntica periapical: um estudo aleatório, prospetivo, duplamente cego e controlado por placebo. *InternationalEndodontic Journal.* 2005;38(2):877-881.

176.Glenny AM, Oliver R, Roberts GJ, Hooper L, & Worthington HV.

Antibióticos para a profilaxia da endocardite bacteriana em medicina dentária. Estado e data: Nova pesquisa de estudos e conteúdo atualizado (sem alteração das conclusões). *Base de dados Cochrane Revisão Sistémica.* 2013:10:CD003813.

177.Little JW, Falace DA, Miller CS, Rhodus NL. Gestão dentária do paciente clinicamente comprometido. 8ª ed. St. Louis: Mosby Inc.; 2012.

178.Jevsevar DS, Abt E. The new AAOS-ADA clinical practice guideline on prevention of orthopaedic implant infection in patients undergoing dental procedures. *Journal OfAmericanAcadician Orthopedic Surgery.* 2013;21(3):195-197.

179. DiAngelis AJ, Andreasen JO, Ebeleseder KA, Kenny DJ, Trope M, Sigurdsson

A, Andersson L, Bourguignon C, Flores MT, Hicks ML, Lenzi AR, Mallmgren

B, Moule AJ, Pohl Y, Tsukiboshi M. International Association of Dental Traumatology guidelines for the management of traumatic dental injuries: 1. Fracturas e luxações de dentes permanentes. *Dental Traumatology.* 2012;28(l):2-

1 2.

180.Formulário Nacional Britânico (BNF) 66. Amoxicilina. setembro de 2013 - março de 2014,p. 356.

181.Formulário Nacional Britânico (BNF) 66. Metronidazol. setembro de 2013 - março de 2014,p. 390.

182.Grossman LL Tratamento poli-antibiótico de dentes sem polpa. *Jornal da Associação Dentária Americana 1999',43(2f.265-278*

183.Abbott PV. Medicamentos: auxiliares para o sucesso em endodontia Parte 1. Uma revisão da literatura. *Australian Dental Journal.* 1990;35(3):438-448.

184.Molander A, Reit C, Dahlén G. Avaliação microbiológica da clindamicina como penso para o canal radicular em dentes com periodontite apical. *International Endodontic Journal.* 1990;23(2):113-118.

185.Watkins CA, Lohan HL, Kirchner HL. Anticipated and experienced pain associated with endodontic therapy. *Journal of American Dental Association.* 2002;133(l):45-54.

186.Keiser K, Hargreaves KM. Construindo estratégias efectivas para a gestão da dor endodôntica. *Endodontic* Tbpzc5.2002;3(3):93-105.

187. Mohammadi Z, Farhad A, Khalesi M. Pharmacological strategies to control postperative endodontic pain. *DentalResearchJournal.* 2007;4(2):61-68.

188. Dionne R. Analgesia preventiva ou preventiva: que abordagem melhora os resultados clínicos? Compend Contining Education Dental. 2000;21(l):4851- 4856.

189. Khan AA, Dionne RA. Inibidores da COX-2 para dor endodôntica. *Endodontic Topics.* 2002;3(l):31-40.

190. Doroschak AM, Bowles WR, Hargreaves

191. KM. Avaliação da combinação de flurbiprofeno e tramadol para o tratamento da dor endodôntica. *Endodontic Topics.* 1999;25(l):660-663.

192. Marshall JG. Consideração de esteróides para dor endodôntica. *Tópicos de Endodontia.* 2002;3(4):41-51.

193. Erhmann EH, Messer HH, Adams GG. The relation of intracanal medicaments to postperative pain in endodontics. *International Endodontic Journal.* 2003;36(4):868-875.

194. Patten JR, Patten J, Hutchins MO. Uso adjunto de dexametasona no controlo da dor dentária pós-operatória. *Compend Continuing Education Dental.* 1992;13(l):580-590.

195. Malamed SF. Anestésicos locais: os fármacos mais importantes da medicina dentária, atualização clínica 2006. *Continue DentalAssociationJournal.* 2006;34(12):971-976.

196. Meechan JG. Anestesia local. *Jornal de Cirurgia Oral.* 2008;l(l): 3-10.

197. Malamed SF, Gagnon S, Leblanc D. Efficacy of articaine: a new amide local anesthetic. *Journal OfAmericanDentalAssociation.* 2000;131(l):635-642.

198. Van Eden SP, Patel MF. Parestesia prolongada após bloqueio do nervo alveolar inferior com articaína. *Jornal Brasileiro de Cirurgia Buco-Maxilo-Facial.* 2002;40(l):519-520.

199. Hargreaves KM. Mecanismos de dor do complexo pulpo-dentário. In: Hargreaves KM, Goodish HE, editores. Seltzer and Bender's dental pulp. Chicago: *Quintessence Publications^* 2002.

200. Meechan JG. Anestesia tópica intra-oral. Periodontologia 2000. 2008;46(2):56- 79.

201. Coleman RD, Smith RA. A anatomia da anestesia mandibular: revisão e análise. *OralSurgeryOralMedicine OralPathology.* 1982;54(2):148-153.

202. Kennedy S, Reader A, Nusstein J, Beck M, Meyers WJ. A importância da deflexão da agulha no sucesso do bloqueio do nervo alveolar inferior em pacientes com pulpite irreversível. *Journal of Endodontics.* 2003;29(2):630-633.

203. Friedman MJ, Hochman MN. Injeção em bloco P-ASA: uma nova técnica palatina para anestesiar os dentes anteriores maxilares. *Journal of Esthetic Dentistry.* 1999;11(2):63-71.

204. Clark TM, Yagiela JA. Técnicas avançadas e armamentarium para anestesia local dentária. *Dental Clinics of NorthAmerica.* 2010;54(2):757-768.

205. Dabarakis NN, Alexander V, Tsirlis AT, Parissis NA, Nikolaos M. Anestesia local com agulha: avaliação clínica da eficácia da anestesia a jato injex na anestesia local por infiltração em medicina dentária. *Quintessence International.* 2007;38:E572-6.

206. Arapostathis KN. Comparação da aceitação, preferência e eficácia entre a injeção a jato INJEX e a anestesia por infiltração local em pacientes dentários de 6-11 anos de idade. *AnesthesiaPrognosis.* 2010;57(2):3-12.

207. Nanitsos E, Vartuli R, Forte E, Dennison PJ, Peck CC. O efeito da vibração na dor durante as injecções de anestesia local. *Australian Dental Journal.* 2009;54(2): 94-100.

208. Roeber B, Wallace DP, Rothe V, Salama F, Alien KD. Avaliação dos

efeitos da fixação do Vibraject na dor em crianças que recebem anestesia local. *Journal OfPaediatricDentistry.* 2011;33(2):46-50.

209. Rosenberg ES. Um sistema de administração de anestésico controlado por computador numa clínica periodontal: satisfação e aceitação do paciente. *Journal of Esthetic RestorativeDentistry.* 2002; 1492):39-46.

210. Fukayama H, Yoshikawa F, Kohas H, Umino M, Susuki N. Eficácia da anestesia alveolar superior anterior e média (AMSA) utilizando um novo sistema de injeção: o Wand. *QuintessenceInternational.* 2003;34(2):537-541.

211. Palm AM, Kirkegaard U, Poulsen S. A varinha mágica versus a injeção tradicional para o bloqueio do nervo mandibular em crianças e adolescentes: perceção da dor e tempo de início. *PediatricDentalJournal.* 2004;26(2):481-484.

212. Kandiah P, Tahmessebi JF. Comparação do início da anestesia local de infiltração maxilar e experiência de dor usando a técnica convencional vs. a Wand em crianças. *BrazilianDental Journal.* 2012;213:E15.

213. Smith MH, Lung KE. Lesões nervosas após injeção dentária: uma revisão da literatura. *Journal of CanadianDentalAssociation.2996',72(2y.559-56A.*

214. Meechan JG. Anestesia local: riscos e controvérsias. *Atualização Dentária.* 2009;36:278-283.

215. Alves FR, Coutinho MS, Goncalves LS. Parestesia facial relacionada à endodontia: revisão sistemática. *Journal of CanadianDentalAssociation.* 2014;80:E13.

216. Dionne RA, Yagiela JA, Cote CJ, Donaldson M, Edwards M, Greenblatt DJ, Hass D, Malviya S, Milgrom P, Moore PA, Shampaine G, Silverman M, Williams RL, Wilson S. Balancing efficacy and safety in the use of oral sedation in dental outpatients. *Journal of American Dental Association.* 2006;137(l):502- 513.

217. Chong BS, Miller JE, Sidhu SK. Sistemas alternativos de administração de anestésicos locais, dispositivos e auxiliares concebidos para minimizar as

injecções dolorosas - uma revisão. *Endodontic Topics* (Lond Engl). 2014;8(l):7-22.

MIX
Papier aus verantwortungsvollen Quellen
Paper from responsible sources

Printed by Books on Demand GmbH, Norderstedt / Germany

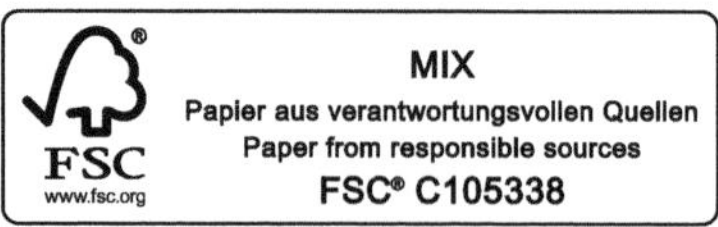

Printed by Books on Demand GmbH, Norderstedt / Germany